「不安症」でもだいじょうぶ

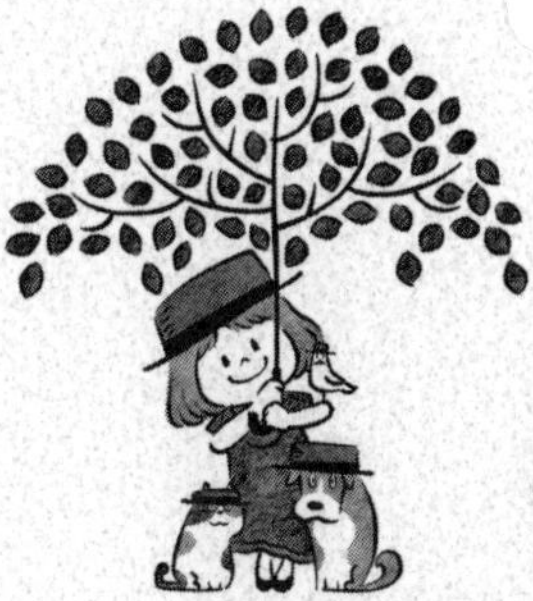

不安にならない、なくすという目標は間違いです

原井宏明
Harai Hiroaki
原井クリニック院長
松浦文香
Matsuura Ayaka
「京橋強迫の会」世話人

さくら舎

はじめに

不安で疲れ果てた人へ

数多くの不安に関する本の中から、この本を選ばれた理由は何でしょうか。あなたの自宅の本棚にはメンタルヘルスの本や健康に関する本がずらっと並んでいることでしょう。不安への対処法や「たったこれだけで楽になる」と謳《うた》った本はダイエット本と同じくらいたくさんあり、実際よく売れているようです。

しかし、本を読むだけで理想の体型を手に入れられるのなら、苦労はしません。この本を手に取られた理由は、自分なりにいろいろやってみたけど、思うような結果が得られなかったからでしょう。

本当に不安になっているときは「今、○○しなければ、さもないと悪いことが起こるぞ」と恐喝《きょうかつ》されているようなものです。それはまるで、いかつい格好をした借金取りが頭の中に居座っているかのようです。なんとしてでもその状況から逃げようとするでしょう。

不安にとらわれているときは、冷静な判断能力を失い、本を買ったり、読んだりすることはできません。この本を読んでおられるということは、あなたは安全な場所にいて、自分自身の不安の感じ方に問題があると、考えていることになります。

この本の読者のなかには、不安を訴える家族のためにこの本を手に取られた人もいることでしょう。本人のためを思って対応してきたにもかかわらず、思ったような結果が得られず、これまでのやり方を見直そうとされているのかもしれません。

あるいは、大切な人と建設的な会話ができず、困り果てているのかもしれません。

相手がただの知り合いであれば連絡を絶つまでですが、血縁者となるとそうはいきません。なかには借金を肩代わりするかのように、本人の要求に合わせて奴隷《どれい》のように働いておられる人もいるかもしれません。

最初は、本人も家族も、不安になりそうな状況を避けようとします。家族は本人が望む場所に連れていき、本人に何が起きているのかを一生懸命理解しようとします。そこへ医者やカウンセラーも加勢し、安心・安全な世界を目指そうとします。

しかし、安心するために頑張っているのに、ちっとも報《むく》われず、朝起きると昨日より不安な今日が待ち受けていたら、そんな毎日にもうんざりしてしまいます。

10人に1人がかかる不安症

そもそも、生きていれば、誰だって仕事や人間関係、恋愛、子育て、健康、将来のことなど不安を感じることはあります。たとえば、

「ご近所さんに気のない返事をされたけど、もしかして嫌われた？」

「腰痛が続いているけど、内科の病気かな」

「うちの子はまだ定職に就いていないけど大丈夫？」

「老後の資金が心配」

「将来のことを考えると、ときどき眠れなくなる」

このように、なにかしら不安なことがあって悩むこと自体は、決して特別なことではありません。

しかし、実際に起きてしまった不幸な出来事だけでなく、たとえば、

「仕事でミスをしたことで上司にマイナス評価され、出世に響いて、左遷《させん》されたらどうしよう」

というように、**「こうなったらどうしよう」「ああなったらどうしよう」と連想ゲームのよ**

うに次々とまだ起きていないことに対しても不安が生じるようになり、家事や仕事にも影響が出るほど頭が不安でいっぱいになっているとしたら……。

不安になる頻度《ひんど》が多く、日常生活に支障が出ている場合、**「不安症（不安障害）」という心の病気**である可能性があります。

「不安症？　あまり聞かない病名だけど」

そう思われた人もいると思います。

不安症に関する一般向けの本はたくさんありますが、もう少し詳しく説明すると、不安症という名前の病気があるわけではなく、過剰な恐怖や不安とそれに関連する行動により障害が生じるいくつかの病気をまとめて不安症群と呼びます（図1参照）。

パニック発作を伴う「パニック症」や漠然《ばくぜん》とした将来の心配が持続する「全般不安症」、高所恐怖症のように特定の対象を怖がる「限局性恐怖症」、あがり症、または対人恐怖とも呼ばれる「社交不安症」、子どもの「分離不安」などがこのグループに含まれます。

2002〜2006年度に厚生労働省によっておこなわれた疫学《えきがく》調査によると、一生のうちに1回でも不安症群のいずれかの病気になる確率（生涯有病率）は9・2％と報告されています。

図1　中高年がかかりやすい心の病気

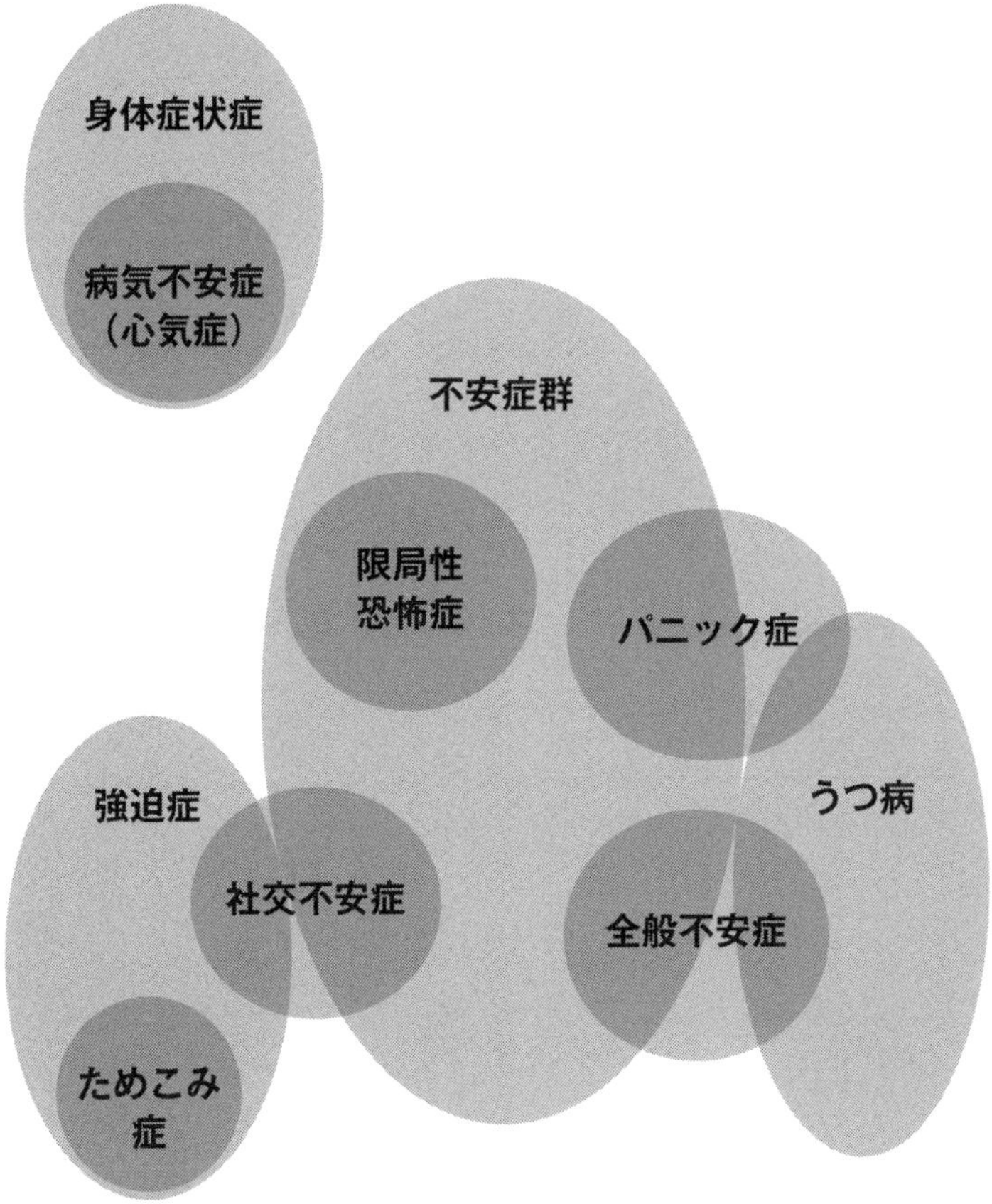

10人に1人がなんらかの不安症になる可能性があるということです。

アメリカではもっと高く、生涯有病率は28・8％で4人に1人以上かかる可能性があり、実際に不安症を患《わずら》っている人は18・1％で約5人に1人が不安症であるという研究データがでています。

一方で、不安症のグループに属していなくても不安になる心の病気があります。うつ病になったほとんどの人が不安を訴えます。

手洗いや確認といった特定の行動をくり返す「強迫症」も、もともと不安症群に属していました。その後、不安がなくても行動の反復が見られることがわかり、現在は不安症群から独立した病気だと考えられています。

自分が病気かもしれないと不安になってドクターショッピングがやめられない「病気不安症」は、心気《しんき》症とも呼ばれます。これらの病気は不安に見える点で共通しています。

このように、心の病気は身近であるにもかかわらず、自分自身が病気であることに気づかないまま「どうしてこんなに不安になるんだろう」と疑問を持ちながら暮らしていることも多いのです。

不安症群の病気は不安の内容ではなく、不安が生じる頻度や日常生活の支障の程度で診断

します。

幼い頃から怖がりだったり、神経質だったりすることも多く、きっかけが見当たらないまま診断されることもあります。検査結果や傷の種類で診断する「体の病気」とは異なり、「心の病気」はこれまでの対処法が通用しなくなったときに初めて顕在《けんざい》化するのです。

不安を訴える人に、心の病気であることを指摘しても否定されます。病名がついたところで不安であることに変わりはなく、本人は昔から同じ傾向を持っていることを知っているため、自分と他人が違うことに気づきません。

不安症をそのまま放置しているとできることが減り、活動範囲も狭《せば》まるため**うつ病になることも珍しくありません。**どのような病気も早期発見・早期治療が重要であり、病気であるからこそ改善が見込めるのです。

心ではなく行動を変えることで不安を手なずけていく

「あれこれ考えると不安で、いつもと違うことや新しいことに挑戦するのが怖くなり、自分のやりたいことができない」

不安に支配されると、毎日決まった日課をこなすだけの代わり映えしない生活を送ることになります。つねに安全圏にいようとするため、**生活がパターン化してしまう**のです。

何事に対しても意欲がわかず、家でじっとして過ごすようになると、**頭は不安でフル稼働し、眠れなくなってよけいに悪いことを考えてしまい、さらに活動量が減るという悪循環**に陥《おちい》ってしまいます。

たとえ、不安に苛《さいな》まれる毎日であったとしても、必ずふと、われに返る瞬間があります。

「あの人は私よりも不幸な境遇《きょうぐう》に置かれているのに、楽しそうに生活している」

「死ぬまでに本当にしたいことができるだろうか」

死を覚悟《かくご》した人間に不安はありません。不安の裏側には、守りたいものやこれからしたいことが必ず隠れています。

「もし、明日死ぬとしたら、あなたは何をしますか？」

その答えに、今を変えるためのヒントがあります。

実際にやることはとてもシンプルです。

- **不安の裏に隠れている本当にしたいことを探す**
- **不安があっても本当にしたいことを優先する**

これだけです。

不安のような感情は目で見ることも、触《さわ》って存在を確かめることもできません。不安の増減は確かめようがないため、まずは測定可能な**行動を変えていく**ようにします。**見えない敵に一喜一憂する時間を、本当にしたいことをする時間に置き換える**ようにします。

不安の有無よりも、本当にしたいことができていることのほうが重要だからです。

たとえば、風邪《かぜ》をひいたときのように、体がだるくて何をするのもおっくうに感じるとき、その気分は変えられませんが、テレビを見る、トイレに行くといった行動は意識的に変えることができます。

不安を訴える家族に困ったときも

この本をつくるきっかけは編集者のMさんから次のメールが届いたことに始まります。

＊＊＊＊

先生に「高齢者の不安症」の本のご執筆をお願いできないかと思っております。

私事で恐縮ですが、実家の母（70代）が今年コロナに感染しました。症状は軽かったのですが、1カ月の入院を経て退院後、体のあちこちの不調と不安を訴えることが以前にもまして多く、病院に頻繁《ひんぱん》に行くようになりました。

「具合がわるくて死んじゃうかもしれない」と言い、そのたびに兄が仕事を休んで付き添っています。

夜も早く帰ってきてほしいと言います。不調を感じることは確かなのでしょうが、むしろ本人も自分の不安をどうしていいかわからないように見えます。元から不調をよく訴えていたのですが、先日は「一人でタクシーに乗って隣町の病院に行くのが怖い」と言い、兄に連れていってほしいと頼みました。

さすがに兄が拒否して、結局は一人で行きました。

（中略）

「高齢者の不安症」は実際のところ結構多いのでしょうか。

もし「高齢者の不安症」がよく見られるなら、症例の説明や対処方法、考え方の本があれば、本人だけでなく、まわりの家族もどう対応していいのかがわかって助かるのではないかと思いました。

＊＊＊＊＊

私はこのメールを読み、何人かの患者さんの顔を思い浮かべました。Mさんのお母さんのような人が患者さんにいたわけではありません。そうではなく、患者さんのなかにMさんと同じような家族の悩みを抱えていた方が何人もいたのです。また、自分自身を振り返ると、亡き母との間で似たような経験がありました。

ある日、実家の父から「お母さんがおかしい。朝から雨戸を締め切ったまま部屋を真っ暗にして、死にたいと言い出した」という電話がありました。

私はうつ病を疑い、急いで実家に帰り、なんとか母を精神科に連れていったものの、母は担当医の前で、「自分が不調になったのは、息子が親の反対を押し切って結婚したせいだ」と訴えました。同業者の前で親子のいさかいを持ち出すとは思っていなかったので、とても恥ずかしい思いをしました。

結局、息子が精神科医なら息子になんとかしてもらえと言われ、それが最初で最後の受診となりました。

「先生、私の家族は精神的な病気なのでしょうか」という質問はよくあります。

たとえどれだけ家族が困っていたとしても、本人が受診しないかぎり診断することはできません。

患者さんのお話によると、不安を訴える家族は精神科を受診することなく、他の持病や認知症が進行し、そのまま施設に入所したりして、お別れを迎えているようです。

それは、私の母も同じでした。

精神科を受診されない人に対して、精神科医は無力です。

しかし、編集者のMさんのメールにあったとおり、本なら何かお役に立てるのではないかと思い、執筆のオファーを受けることにしました。


構成にあたっては、高齢者だけでなく不安症全体がわかるような内容にしました。

本書では、まず不安と不安になるメカニズムについてお話しし、「不安をめぐる勘違い」を紐解《ひもと》きながら、自分でできる不安の対処法をご紹介していきます。

また、不安になっている人はまわりを巻き込むことも多く、本人だけでなく親や子ども、配偶者などの家族が苦労していることがよくあります。

病気を治すには本人の能動的な姿勢が不可欠ですが、家族の接し方も大切です。ご家族が本書を読まれることもあると思いますので、不安を抱える人との上手な付き合い方についてもお伝えします。

本書のいちばんの目的は、**不安をなくすことではなく、不安があってもそれにとらわれることなく、「やりたいこと」「やるべきこと」を優先できるようになること**です。「こうなったらどうしよう」と来るかどうかもわからない未来を思いわずらうために生きるのではなく、「今、この時」を大切に生きながら、死の床《とこ》で「自分はやりきった」と思える人生を目指していくことです。

あなたが、「不安にとらわれやすい自分をなんとかしたい」「自分のやりたいことをもっと楽しめるようになりたい」と願っているのなら、本書はきっと役に立つはずです。

不安にとらわれる日々を送っている方が、自分のやりたいことを楽しみ、自分の能力を発揮して誰かに感謝される存在になり、自分の生きた証《あかし》を次の世代に継承する、その一助となれば幸いです。

原井クリニック院長　原井《はらい》宏明《ひろあき》

目　次

「不安症」でもだいじょうぶ
——不安にならない、なくすという目標は間違いです

はじめに

不安で疲れ果てた人へ　1
10人に1人がかかる不安症　3
心ではなく行動を変えることで不安を手なずけていく　7
不安を訴える家族に困ったときも　9

第1章　なぜ不安が止まらないのか

不安とは何か　26
感情の持つ役割と特徴　28
心配性と不安症の違い　33
これって病気？　不安の診断基準　34
不安になりやすい体質——不安感受性という尺度　37

不安になるきっかけ　38
不安症とうつ病の違い　42
不安のループから抜けられなくなったら　45

第2章　不安に関連する心の病気

パニック症――突然、不安に襲われパニック発作をくり返す　50
【ケース1】父親の突然の死、母親の介護、娘の離婚……心の許容範囲を超えパニック症になったAさん（60代女性）　52
全般不安症――不安感受性が高く、あらゆることが漠然と不安　54
【ケース2】電車、バス、会議……パニック発作をきっかけに苦手な場所が広がり全般不安症になったBさん（30代女性）　56
限局性恐怖症――これだけは無理！　という恐怖症　59
社交不安症――対人場面で緊張してしまう　61
うつ病――ダメ人間だと自分を責める　63
身体症状症――病気であることを訴える病　65

病気不安症――病気に対して過剰に不安になる 67
強迫症――無意味な行為をくり返す 70
ためこみ症――ものや情報を捨てられず、不要なものまでためこんでしまう 75
【ケース3】次から次へとものをためこんで放置するCさん（50代男性） 78
不眠症――夜に目覚めていることが不安 79

第3章 不安になるメカニズム

生き延びるためには逃げるが勝ち――闘争・逃走反応 84
恐怖を学習する――条件づけと刺激等価性 87
まだ起きていないことを心配する力――社会学習とルール支配行動 89
不安を回避すると不安が増える――マウラーの二要因理論 92
覚えておこうとする記憶のメカニズム――符号化 94
避ければ避けるほど避けられなくなるパラドックス 96
自分で自分を騙す――確証バイアス 99

安全だからこそ小さなことで不安になる　102
「命の選択」と「行動の選択」　104
不安にもメリットはある　107

第4章　不安をめぐる勘違い

原因探しの罠　112
ネットに頼ると不安がさらに大きくなる　114
想像を現実だと思い込む　115
不安体質は遺伝する？　117
「不安がない」を目指すと不安になる　119
不安のタネが多ければ多いほど不安になる？　122
おまじないや宗教に救いを求める　125
うつの人はゲン担ぎやおまじないを信じない　127
抗不安薬は不安を取り除いてくれる？　129
抗うつ薬は不安に効くのか？　131

お酒で不安をまぎらわす？　134
人は年をとるほど不幸になる？　136
自分にはネガティブなことばかり起きている？　138
日本は不安になりやすい環境？　140
「不安にならない」という目標は間違い　142
不安は共依存の関係を生みやすい　144

第5章　自分でできる不安の対処法

医療機関での不安の治療法　150
自分の状態を点数化する　154
セルフモニタリング——行動記録　156
原因探しをやめるのではなく後回しにする　160
不安をあおる行動を別の行動に置き換える　162
不安が入り込む隙間をあらかじめ埋めておく　163
あえて嫌なことをする——エクスポージャー　171

強迫症には「儀式妨害」を組み合わせる――ERP　172
あらかじめ不安を持っておく――心配エクスポージャー　174
人前で恥をかく練習　176
最悪のストーリーをつくる　178
湧き上がる不安をそのままにする　180
まずやってみて、あとで考える　182
眠れないときはその時間を活用する　184
過去を振り返る時間をつくる　187
捨てるためには新しいものから手放す　190
生活パターンを変えてみる　195
長期的な目標を持つ　197
「ようこそ、不安さん」と声かけしてみよう　200

第6章　不安になりやすい人との上手な付き合い方

【ケース4】「もしかしたら病気かも」と何度も訴える70代の母親をもつMさん
（40代女性・編集者）　206
問題行動の前後に注目する――オペラント条件づけと三項随伴性　210
問題行動によって本人は何を得ているか　213
家族の過干渉が不安症状を悪化させることも　216
不安がる人の言葉を鵜呑みにしない　218
相手の不安に巻き込まれない　221
理想の付き合い方を決める　223
「対応するタイミング」のルールを決めておく　225
正論で説得しようとするのをやめる――間違い指摘反射　227
共感的な「聞き返し」をする――動機づけ面接のテクニック　230
聞きたい話に注目し、ネガティブな話はスルーしてよい　232
本人と家族の思い出話をする　234
仕事を依頼して感謝する　236

共依存関係に陥らないためのコツ　238
パニックになっている人への対処法　240
まず、自分が幸せになる　243

「不安症」でもだいじょうぶ

――不安にならない、なくすという目標は間違いです

第1章

なぜ不安が止まらないのか

不安とは何か

そもそも不安とは何でしょうか。不安を辞書で引くと、

「気がかりで落ち着かないこと。心配なこと。また、そのさま」

とあります。不安は感情の一つだと誤解されますが、本来は漠然《ばくぜん》とした状態を指す言葉なのです。

似たような言葉に「心配」もありますが、多くの人は心配と不安を混同して使っています。

心配を辞書で引くと、

「物事の先行きなどを気にして、心を悩ますこと。また、そのさま。気がかり」

とあります。

心配は不安とほぼ同意語ですが、不安と比べると視点は未来に向かっています。これからの日本の経済成長を心配することはあっても、過去のリーマンショックを心配することはありません。

人が生まれて初めて不安になるのは「分離不安」だと考えられます。生まれたばかりの赤

ちゃんは生後8ヵ月頃になると養育者から離れるときに大泣きし、人見知りをするようになります。

まわりの大人は「お母さんがいないせいで、不安なんだ」などと表現しますが、本当に不安なのかは本人に聞いてみるしかありません。おそらく自分がどうして泣いているのかわからないまま、反射的に泣いているのでしょう。

これは大人も同じです。**自分に何が起きているのかはよくわからないまま、漠然と「自分は不安だ」と表現している**ことが多々あります。

でも、大人は赤ちゃんと違い、言葉を使って他人に自分の状態を説明できると思い込んでいます。

不安そうにしている人に対して「どうしたの？」と声をかけると、必ずといっていいほど不安になった原因を述べます。

「来週のプレゼンが心配で……」

私たちは「来週プレゼンがある→心配」と因果《いんが》関係を結びつけます。

では、次の場合はどうでしょうか？

「付き合いはじめた彼女からフラれるんじゃないかと心配で……」

この場合は、そんな心配をしているからフラれるのではないか、と因果関係が逆転します。

「病気になるんじゃないかと不安で……」

病気になる前から不安な状態が続いているのであれば、その状態が病気をつくり出すことになります。

このように、**何か原因があるから不安になるだけでなく、不安になること自体が原因にもなるのです。**

感情の持つ役割と特徴

不安が漠然とした状態を指す言葉であるのだとしたら、実際には何が起きているのでしょうか。

不安と表現する状態には複数の感情が関係しており、「恐怖」「嫌悪《けんお》」「焦燥感《しょうそう》」「後悔《こうかい》」「憂《ゆう》うつ」「悲しみ（哀しみ）」「絶望・失望」の7つに分類できます。今の状態を一つの感情で説明できる場合もあれば、同時に複数の感情が入り混じった複雑な感情を抱《いだ》くこともあります。

私たちは、これらの7つの感情のいずれも「不安」と表現することがありますが、これらの感情はまったく別物で、それぞれ特徴があります。

【恐怖】

恐怖には驚愕《きょうがく》反応を伴う特徴があります。怖がりな人を後ろから「わっ！」と大きな声で驚かすと、「あー、びっくりしたー」と返ってきます。怖がりな人は驚きやすい人でもあるのです。

怖いものに遭遇《そうぐう》したときは、目をギュッとつむる、体が震《ふる》える、その場でうずくまるといった恐怖反応が生じますが、これらは生得的な本能です。ホラー映画で怖い思いをすると、放心状態でしばらく動けなくなるように、一度恐怖反応が出てしまうと誰にも止められません。

【嫌悪】

嫌悪感はにおいや吐《は》き気と関連しています。嫌いな人が使っている香水や体臭を臭《くさ》いと感じたことはありませんか。嫌悪は腐《くさ》ったものを吐き出す、あるいは遠ざける機能を持っています。

今と違い抗生物質がなかった頃は感染症で命を落とすことが多く、腐った食べ物や毒を持つもの、糞便《ふんべん》や死体を遠ざけることは、生きていくために不可欠なことでした。今を生きる私たちにもその名残《なごり》があり、嫌な記憶は味覚や嗅覚《きゅうかく》と紐《ひも》づけられます。

人前で嫌な顔を見せまいと一時的に我慢《がまん》することはできますが、長続きはしません。

嫌悪感と似ている感情に「怒り」があります。どちらも不動明王《ふどうみょうおう》のように眉間《みけん》にしわを寄せた表情になるため、まわりの人は嫌悪している人を怒っていると誤解することがあります。怒る人は、怒る対象に接近して謝罪させようとしたり、罰《ばつ》を与えようとしたりとする一方、嫌悪を感じている人は嫌悪対象から離れようとします。嫌悪対象が視界に入らなければ忘れられるため、あらかじめ嫌悪感をもよおす場所を避けるようになります。

【焦燥感】

焦燥感は待ちきれない気持ちや急ぐ心情を指し、胸の動悸《どうき》や発汗《はっかん》、頭痛など、さまざまな身体的な反応を伴います。興奮している状態の焦燥感はこの感覚自体がトリガー（きっかけ）になるのが特徴で、不快な感覚を取り除こうとするとよけいに鋭敏になります。

焦燥感は恐怖や嫌悪感といったより強い感情が出ているときは気になりません。朝早く目が覚めてしまったときや夜眠れないときなど、安心できる場所で目立ちやすい感情です。

【後悔】

後悔とは、「あのとき××していればよかった」、または「あんなことしなければよかった」と悔《く》やむ、いわゆる「たられば」です。人は過去に自分が行動に移さなかった事実よりも、行動した事実に注目します。「あの株を売るんじゃなかった」と考えることはあっても、値下がりした株を売らずに持ち続けることによる損失は無視しがちです。

後悔感情は一度味わうと長期間持続するため、「あとで絶対後悔するからやめておきなさい」などと、脅《おど》しとして利用されることもあります。

【憂うつ】

憂うつはうつ病の人を思い浮かべるとわかりやすいでしょう。心の中にずしっと重たいものがのしかかり、動くのがおっくうに感じます。うつ病の人はため息をつく回数が増えるのですが、特に理由がなくてもため息をつきたくなります。

「どうしよう、どうしよう」と焦燥する人は活動量が増えますが、憂うつな人は行動が抑制されます。憂うつであればあるほど、人に相談するのも面倒になってきます。

【悲しみ（哀しみ）】

最も強い悲しみを感じる場面は、大切な人やものを失ったときでしょう。悲しみを感じるからこそ、生き物やものに愛着を持ち、その関係性を大切にしようとします。大切な人を失ったときの「喪失感《そうしつ》」は「絶望」にもつながります。そのような思いをせずにすむよう、対処しようとします。

【絶望・失望】

憂うつや悲しみを長期間感じ続けると、これらの感情を一生感じ続けるのかと絶望してきます。絶望は視点が未来に向かっており、改善が見込めないことを嘆《なげ》いているのです。がんで余命《よめい》を告げられたとしたら「もうあとこれだけしか生きられないのか。この苦しみが死ぬまで続くのか」と絶望します。

たとえ余命宣告を受けていても、わずかな可能性に懸けて治療を受けている間は希望があり、絶望せずにすみます。絶望する状態というのは、希望が見えない状態と言い換えることができます。

不安と表現される感情は不快で避けたくなる一方、「うれしい」「楽しい」などの感情はまた感じたいと思わせてくれます。あるショッピングモールに行ってワクワクするような体験をしたら、別のショッピングモールにも行ってみたくなります。

一般的にはポジティブな感情を増やし、ネガティブな感情を減らすことがよいとされてい

ます。しかし、じつはどの感情も人の原動力やモチベーションになりえます。

楽しむために行動するのか、不快な感情を避けるために行動するのかといった違いはあっても、これらの感情があるからこそ、人生はカラフルになるのです。

人は誰しも芸術家や作家のように、自分の感情を正確に表現できるわけではありません。

まずは**あなたの感じる不安がどのような感情なのかを丁寧《ていねい》に分析してみましょう。**

心配性と不安症の違い

感情自体は誰もが抱くものだとしたら、病気と正常の境はどこにあるのでしょうか。

家族が幻聴《げんちょう》や妄想《もうそう》を話しはじめたら誰しも病気を疑いますが、

「家が火事になるかもしれない」

「結婚式のスピーチで大恥をかくかもしれない」

「自分はがんになっているのではないか」

といった心配は、誰もが考えうることで、逆に心配していない人のほうが病的に見えます。

医学的にも、**心配事の内容に正常と異常の明確な線引きはありません。**

心配の内容が、マンガの主人公の恋愛であっても、日本の経済であっても、心配であることには変わりありません。

肝心《かんじん》なことは、そのことを考えている時間が長く、生活に支障が出ていることです。

もし高所恐怖があったとしても、地上で生活している分には困りません。

しかし、頻繁《ひんぱん》に飛行機に乗って海外出張する必要があったとしたら話は別です。本人だけでなく、職場の人も困ってしまいます。

このように、**心の病気は基本的に生活への支障の程度で判断します**。検査結果だけで診断できる病気は意外と少ないのです。困っていない人はそもそも受診をしないので、診断されることもありません。

もし自分が心の病《やまい》かもしれないと思ったら、ここ1週間を振り返り、とらわれている時間の長さと日常の活動への支障の程度を調べてみましょう。

この情報は、医師との診察時に自分の状態を説明するときにも役立ちます。

これって病気？　不安の診断基準

精神科医は、アメリカ精神医学会がまとめた「精神疾患《しっかん》の診断・統計マニュアル（DS

M）」と世界保健機関（WHO）がまとめた「疾病《しっぺい》及び関連保健問題の国際統計分類（ICD）」という診断基準をもとに診断します。

おもに次のポイントに注目し、それぞれの病気ごとの診断基準と照らし合わせ、見きわめます。

1　日常生活にどれくらい支障があるのか
2　家族などのまわりの人にはどれくらい支障があるのか
3　本人やまわりの人に危害を及ぼす可能性があるか
4　いつ、どこで、どのような場面で症状が生じるのか
5　いつから症状が生じたのか
6　他の病気では説明がつかない

診断をするためには、病態を引き起こすほかの要因がないかを鑑別《かんべつ》します。血液検査などをおこなって、ほかの病気がないかも調べます。貧血や甲状腺《こうじょうせん》機能の異常、薬物の影響なども考えられるためです。

また、精神疾患の一部は遺伝することがあるため、近親者に似た症状のある人がいないか

についても確認をします。それらの結果を鑑《かんが》みて、その病気以外では説明がつかないと判断した場合に診断します。

診察の中で、「自分は発達障害ではないか」と感じている患者さんから、知能検査を受けたいと依頼されることがよくあります。知能指数（ＩＱ）を測るものですが、**知能検査だけで診断できる病気はありません**。知能検査を含む心理検査は、診断の補助になりますが、それだけで診断できるわけではないのです。

診察で得られる情報は患者さん本人の訴《うった》えによるところも大きく、判断材料が乏《とぼ》しいこともあります。そのときは、待合室での様子や、診察に付き添う人の反応などから、その人が普段どのような生活をしているのかを推測します。

心の病気は血液検査の結果で診断できる病気と異なり、その人に何が起きているのかを探偵のように推理する必要があるのです。

基本的に**医学は欠陥を探す学問なので、病院や診療所に行けばなんらかの病名がつきます。これは保険診療のシステムとも関係しています。**健康診断の費用が保険の適用外であるのは、病気の人ではなく、健康な人が受けるサービスだからです。健康診断で病気の疑いが見つかった場合は、病院でより精密な検査を受けます。その際は保険診療となり、保険診療ではなんらかの病名をつけて診療報酬《ほうしゅう》を請求する必要があるのです。

医師は診断するのが仕事なので、たとえ血液検査やレントゲンで異常が見つからなかったとしても「糖尿病予備軍《とうにょうびょう》」「変形性関節症《へんけいせいかんせつしょう》の疑い」などと、なんらかの診断をくだします。

誰でも糖尿病や変形性関節症になる可能性はあるため、自覚症状がなければ様子を見ていればよいのですが、不安になりやすい人は医者の一言一句《いちごんいっく》に一喜一憂してしまいます。

不安になりやすい体質──不安感受性という尺度

診断をするときは、必ずその症状がいつから生じたのかを尋《たず》ねます。なかには幼いときから、ずっと同じ傾向を持っている場合があるからです。

「あなたが小さいとき、人見知りして大変だったわ」

「暗いところを怖がるから、保育園でからかわれていたんだよ」

親からこのような話を聞かされることもあるでしょう。

不安になりやすい体質・状態を「不安感受性が高い」と表現します。これはアレルギー反応と似ています。ほかの人にとっては反応が出ないような微量のアレルゲン（アレルギーを引き起こす抗原《こうげん》）であっても、そのアレルゲンに対する感受性が高い人はアレルギー反応が出ます。カップの水が溢《あふ》れるように、一度反応が出てしまうと止まりません。

しかし、人によって持っているカップのサイズは異なるため、カップが大きい人は、たくさんのアレルゲンに曝《さら》されても持ちこたえることができるのです。

こういった感受性は、先天的にも後天的にも高くなることがあります。

たとえば、花粉症の場合、もともとなりやすい人とそうでない人がいるだけでなく、どこに住んでいるのか、どのくらいの期間、花粉に曝露《ばくろ》されたのかなどでも、感受性は変わるのです。

不安感受性に関しては、**もともと怖がりだった人が、怖くなる対象をすべて遠ざけていたら、ちょっとした刺激にも「怖い！」という反応が出る**ようになります。

心の病気も、その人が持っている特性とその後の対処が影響しているのです。

不安になるきっかけ

それまで正常に働いていた不安のメカニズムが過剰に働きだすきっかけとして、ライフイベントやライフステージの変化を考える人もいることでしょう。どのようなイベントがあるのかを順番に見ていきましょう。

進学や就職、結婚や出産、引っ越しなどのライフイベントによって日常の環境が大きく変化するときは、不安になるのも当然です。メディアはこれを「○○クライシス」だとか「○○の危機」などと名付け、社会問題として取り上げようとしますが、昔と比べると人生は多様化しています。同年代の人が同じ時期に同じような経験をすることも減りました。誰と生活するのか、何にエネルギーを向けているのかも人それぞれです。みなさんも人生の難所を自分なりのやり方で乗り越えられてきたはずです。

実際は、このようなイベントの真っただ中では、不安にひたる暇《ひま》もありません。地震や河川氾濫《はんらん》といった災害に遭《あ》った直後は、生き延びるためにやることがたくさんあります。引っ越しや転職もはじめのうちは緊張しますが、なんだかんだ時間が経つにつれ、新しい環境に慣れていきます。**不安になりやすいのは、むしろこういったイベントが一段落して、考える時間ができたとき**でしょう。

一方で、体の変化については、昔も今も同じ悩みを抱えています。40代になると加齢による体の変化を感じるようになり、女性は**更年期**《こうねんき》を迎えます。若い人と同じように行動するのが難しくなり、これまでできていたことができなくなったりします。

さらに、子どもが独立し、定年が見えてくると、世間でいわれる老後資金問題など自身の**老後不安**に加えて、**親の介護・看取り**なども始まります。おとろえた親が自分を頼ってきたり、同世代の人の葬式に出たりすると、自分の人生とも重ね合わせます。

年を重ねるうちに、家族や友人、職場の同僚や後輩など、守るものが増えていく人が多くなります。誰かの世話をしている間は自分の悩みを忘れられますが、世話をする相手がいなくなってしまうとやりがいを失い、**「空《から》の巣《す》症候群」と呼ばれるような喪失感**《そうしつ》を覚えるようになります。

これまで働いていた人が定年退職すると、夫婦で一緒にいる時間が苦痛になってきます。妻が夫を嫌がるケースが多いせいか「夫《ふ》源《げん》病」と呼ばれますが、共働き世帯が増えたことで性差は減ってきているのかもしれません。

もっと年を重ねると、視力や聴力のおとろえを感じるようになり、関節痛などのいろいろな持病を持つようになります。特に**老人性難聴**は人間関係にも影響を与えます。他人に聞き返すのがおっくうになって、聞こえているふりをしたり、人の集まりへの誘いを断ったりするようになります。

ベンジャミン・フランクリン（アメリカの政治家・科学者）は「死と税金からは逃《のが》れられない」という言葉を残しました。**加齢現象からは逃げられませんが、その中でどう生きていくかは選べます。**

突然ですが、みなさんは次のうちどちらを選びますか？

1　聴力は失うけれど視力はある
2　視力は失うけれど聴力はある

厳密な研究ではありませんが、筆者の身近で調べた限り、1を選ぶ人が多いです。

「大切な人の顔やきれいな景色を見たいから」

「家族の小言《こごと》を聞かなくてすむから」

さまざまな理由があるはずです。

どちらが大切かを比べるためには、失った能力を取り戻したときのことを考えるとわかりやすいでしょう。

聴力を失った人が補聴器などで聴力を取り戻したときよりも、視力を失った人が手術などで視力を取り戻したときのほうが自殺をしやすいという研究があります。

その理由としては、視力を回復すると、これまで助けてくれた人を失うことになるため、自殺につながるのだと考えられています。

たしかに、視力を失った状態は傍《はた》から見てもわかります。駅で白杖《はくじょう》を持った人には気づき、手助けなどできますが、難聴の人には会ったのかどうかすらわかりません。

あなたは視力と聴力のどちらを大切にしたいでしょうか？

不安症とうつ病の違い

「不安症」と間違われやすい病気に「うつ病」があります。どちらも、ネガティブな気分や思考を起因としていて、うつ病の人も不安を訴えるため混同されやすいのです。

しかし、**不安と抑うつは異なる状態**です。そのため治療法もまた異なります。

不安とうつの見分け方を順番に見ていきます。


【活動量】

不安は興奮している状態なので、活動量が増します。不安を訴える人はあちこちの相談窓口に電話したり、タクシーに乗って病院に行ったりと、多動になります。

反対に、**うつは行動が抑制されている状態**です。病院に行くことも、そのことを考えるのも面倒で後回しにしがちです。動きがゆっくりになって、今の状態を変えようとする気力が失われます。

【視点の向き】

もう一つの違いは、視点が「未来・将来」に向いているか、それとも「過去」に向いているかです。たとえば、

「友達に嫌われたかも」

「ミスをしたことで上司の評価が下がってしまったらどうしよう」

「体調が悪いけど病気かもしれない」

などの不安は、すべて「この先、そのことが現実になってしまったら大変なことになる」という、まだ来ない未来の危機を思い浮かべて案じることに通じています。また、そういう不安や恐怖を避けるために、なんらかの対処行動をとったりします。

不安になっている人は、先のことに必死になっていて、未来について「もしかして……かも」とばかり考えるようになり、目の前にある確実な現実を無視するようになります。

一方、**うつ病の人は、過去の取り返しのつかないことを反芻《はんすう》し、悔《く》やみます。**

「結婚なんてしなければよかった」

「なんの役にも立たない自分は生まれてくるべきじゃなかった」

過去を振り返って「ああすればよかった」と考えることを、精神分析の言葉で「undoing（アンドゥーイング）」といいます。これはうつ病の人に多く見られ、すでに起こってしまった事実に反する結果を考える「反事実思考」に基づきます。これはとても高度な思考法で、人工知能（ＡＩ）にも真似《まね》ができないことで知られています。

【波の有無】

うつ病と不安症は気分の波の有無でも区別できます。

うつ病の場合は、ずっと抑うつ状態にあるわけではなく、よくなったり悪くなったりという波があるのも特徴です。うつが抜けるとうつ状態になっていたときのことをすっかり忘れてしまいます。

うつ病と比べると、**不安症の不安は安定しています**。一日の中での日内変動はあっても、2、3カ月たって人が変わったように不安が抜けてしまうことはありません。

このように、**不安症とうつ病は別の病気ですが、合併することも珍しくありません。**不安を抱えながらなんとか生活していた人も、うつ病を併発すると日常生活が困難になってきます。場合によっては自殺の恐れもあるので、注意が必要です。

不安のループから抜けられなくなったら

一時的に不安になったとしても、すぐに元の状態に戻れるなら特に支障はないでしょう。また、他の人と比べると、ちょっとしたことで心配になったり不安になったりしやすい「心配性《しょう》」「不安性」の性質を持っていたとしても、本人とまわりの人が今の状態に満足していれば問題ありません。

しかし、たとえば、

「ご近所さんに嫌われたかもしれないと思うと、顔を合わせるのが怖くて自治会の活動に出られない」

「仕事でミスをして上司に叱《しか》られてから、上司の顔色をうかがってばかりで仕事が手につかない」

と生活に支障をきたし、

「何をしていても不安」

「今日こそは致命的なミスをするかもしれない」

といった**不安のループに陥っていることに気づき、自分なりの対処法を試しても思うような結果が得られないのであれば、精神科の受診を検討**してもよいでしょう。


精神科受診の目安は困り具合で判断します。困り方には個人差があるため、

「出張に行けない」

「旅行ができない」

といった活動面で困っている人もいれば、

「不安でいてもたってもいられない」

「他人に依存する自分が嫌い」

といったように情動面で困っている人もいます。なかには、

「頭が痛い」

「体がだるい」

といった痛みや倦怠《けんたい》感、発汗《はっかん》、動悸《どうき》といった自律《じりつ》神経系の不調などで困っている人もいるでしょう。

小学生くらいの子どもは不調に関するボキャブラリーが少ないため、腹痛や倦怠感を訴えることが多く、腰痛や関節痛を訴えることはまれです。

大人になるとボキャブラリーも増え、頭のてっぺんからつま先まで、さまざまな不調を訴えることができるようになります。**内科や外科で異常が見つからず、精神的な問題であると言われたときや、ただ誰かに話を聞いてもらいたいときも受診する目安**になるでしょう。

昔と比べると、精神科へのハードルはずいぶん下がってきました。平均寿命《じゅみょう》が延び、精神疾患の一つである認知症は多くの人が経験する病気になってきました。

いちばん重要なことは、病気かどうかよりも、今の自分をどうしたいかです。今の生活を変えてみようとすることは、その大きな一歩になります。

不安の内容は問わず、

「怯《おび》え続けている自分を変えたい」
「もっと自分のしたいことに集中できるようになりたい」

という思いがあれば、まだまだ改善できる余地があります。それに気づいたときが動きはじめるタイミングです。

第2章

不安に関連する心の病気

ここでは不安に関連する病気の特徴と治療の仕方を見ていきます。

心の病気はもともと持っている性格傾向も影響するため、たとえここに書かれていること と完全に一致していなかったとしても、共感できる部分があるはずです。自分のタイプを知ることで、対処法のヒントが見えてきます。

パニック症――突然、不安に襲われパニック発作をくり返す

パニック症は、**突然、激しい不安や恐怖に襲われ、胸がドキドキして息苦しくなったり、めまいや震《ふる》え、過呼吸などの身体症状**があらわれます。これをパニック発作と呼びます。一度発作を経験すると、発作が起きそうな場所を避けるようになります。

自宅のような安心できる場所で発作が起きることはまれで、たいていは電車や飛行機といった乗り物の中や旅先のような、初めて行く場所で生じます。

初めてパニック発作が生じると「自分は死ぬかもしれない」と恐怖し、その場から逃げようとします。電車の非常ボタンを押して電車を止めたり、救急車を呼んだりするのも特徴です。病院に搬送され、検査をしても異常は見つかりません。

一度怖い思いをすると、**パニック発作が生じたときに乗っていた路線や、似たような状況を避ける**ようになります。「今度こそ死んでしまうのではないか」と感じるため、あらかじめ逃げられるよう対処します。すぐに降車できるよう各駅停車を選んだり、頓服薬《とんぷくやく》（症状が出たときに飲む薬）を持ち歩いたり、すぐに助けてもらえるようヘルプマークやお守りを身につけたりします。

さまざまな対処行動をとりますが、それでも「誰も助けてくれなかったらどうしよう」と**孤独を恐れ、他人に依存する**ようになります。休日にパニック発作が生じることを想定し、あらかじめ薬を備蓄したり、休日にかかれる医療機関を探したりします。

パニック症の人が救急車を呼ぶのは迷惑行為に見えますが、この行動はじつは種《しゅ》の存続に関係しています。パニック症の人は逃げる名人です。恐怖対象に出くわすと、飛ぶように逃げ出します。そのときに「キャー！」と甲高《かんだか》い声をあげたりするのですが、この行動が群れを守るのに役立つ場合があります。

戦時中、何人かの人と防空壕《ごう》に入っている場面をイメージしてください。多くの人は息をひそめて、戦火をまぬがれようとしますが、パニック症の人は窒息《ちっそく》しそうな場所でドキドキするのに耐え切れなくなり、防空壕から飛び出します。一見、無駄な行動に見えますが、逃げた人が生き延びる可能性もゼロではありません。全員が同じ行動を選択すると、一網打尽《いちもうだじん》に殺されるリスクが増えます。人々が多様な行動をとることで、結果的には全滅を防ぐことができるのです。

パニック症の治療で最も有効なのは行動療法です。これを「内部感覚エクスポージャー」と呼び、あえて動悸《どうき》やめまいを生じさせ、苦手な感覚に慣らすようにします。

日本では行動療法よりも薬物療法をおこなう医療機関のほうが多いため、大半の精神科医は不安になったときにだけ内服する抗不安薬を処方します。抗不安薬を転ばぬ先の杖《つえ》として使うようになると、その薬に依存するようになってしまいます。

パニック症の人にリラックスさせることは逆効果です。過呼吸になっている人が深呼吸しても、よけいに不安になるという研究があります。

パニック症の人は症状を隠そうとしないばかりか積極的に病院に駆け込むため、心の病気の中では受診率が高い傾向があります。

【ケース1】父親の突然の死、母親の介護、娘の離婚……心の許容範囲を超えパニック症になったAさん（60代女性）

私のパニック症は予期せぬ父親の突然の死から始まったような気がします。

それは3人の子育ての真っ最中。末の子が中学受験に合格して少しホッとしたものの、次女のセンター試験を翌日にひかえ、不安や緊張で落ち着かない状態で過ごしていた夜、突然やってきました。

父の訃報《ふほう》を知らされた母はショックのあまり現実逃避、父の退院の荷物を抱えて動きませんでした。

私は三姉妹の長女としてすべてを任され、なにがなんだかわからないまま葬儀《そうぎ》やその後の法事を執《と》りおこないました。

いまでは珍しくない家族葬をおこなったことで、世間の目は冷たかったです。まわりから変わり者として見られていることを感じ、「人と会いたくない。見られたくない。話したくない」と外出がまったくできなくなってしまいました。

そんな状態のとき、母がショックから認知症になり、介護が始まりました。

また、時を同じくして、娘が1歳の子どもを連れて離婚したことで、私が孫を預かって育てることに。私の心の許容範囲は狭くなり、壊れました。

過呼吸発作を起こすようになり、イライラ、頭痛、嘔吐《おうと》、めまいがでて、「もうこれ以上は耐えられない」と新聞広告でたまたま見た心療内科を受診し、そこで初めて「パニック症」と診断され大量の薬を処方されました。

薬を飲んでも症状はよくならないまま数年が経った頃、孫に発達障害の自閉スペクトラム症（ASD）があるといわれ、近くにできた自閉症児のための幼稚園に通いはじめました。そこで理事長先生に自分の状態を相談したところ、原井クリニックを紹介され、藁《わら》にもすがる思いで通院するようになりました。

クリニックは私の住んでいるところから新幹線で1時間の場所ですが、新幹線に乗ることがまず大きな試練でした。

同じ車両にたくさんの人がいっせいに前を向き、列になって座っている。この状態だけでも怖いのに、前の座席が高くて先が見えない不安ともものすごいスピード。

窓の外の景色が速すぎて目が回り、汗をかき、乗り物酔いのような状態になって、新幹線から降りてもグラグラして真っすぐ歩けません。駅の柱にぶつかったり、方向がわからなくなったり、やっとの思いでクリニックにたどり着きました。

全般不安症——不安感受性が高く、あらゆることが漠然《ばくぜん》と不安

もともと心配性だったり神経質だったり、「不安感受性」の高い人が陥りやすいのが「全般不安症」です。**有病率は、男性と比べると女性は2倍で、中年に多い病気**です。

一生の間に全般不安症と診断される確率は、高所得国で5・0%、中〜低所得国で2・8%、最貧国で1・6%と、お金持ちほど不安になりやすいのはわかる気もします。**全般不安症の人の8割が、うつ病や他の不安症を合併している**と考えられています。

不安感受性の高い人は、ちょっとしたことでも、それがさらなる不安や恐怖を引き起こすと考え、先々について悪い方向に考えるのを止められません。

パニック症とも似ていますが、パニック症の人は苦手な感覚・状況が限定していて、どのような場面で不安になるのかを予測できます。

全般不安症の場合は、仕事や家庭、学校、交友関係、健康、子どもの成長、家族・ペットの死など、**自分に関係することはもちろん、地震などの天災、海外の事件や戦争など自分の力ではどうにもならない社会問題にいたるまで、この世で起こるあらゆることが心配**になります。

パニック症と違い、動悸やめまいは伴わず、不安になる対象は移り変わりますが、不安を感じる時間が長いのが特徴です。

全般不安症の人は、不安を感じる対象の幅が広く、また普通の人なら気にしないようなささいなことにも不安になるため、つねに落ち着きがなく、そわそわして目の前のことに集中できなかったり、やらなくてはいけないことに手をつけられなくなってしまいます。

また、全般不安症は、不安の対象が日常生活にちらばっていることから、本人もまわりも病気とは気づかないことが多いです。医療機関を受診しても、「この医療機関でよいのだろうか」などと考えたりするため、継続的な受診につながりにくく、詳しい統計がとれていません。

治療は、認知行動療法と薬物療法（150ページ～参照）です。薬物療法では抗うつ薬を使用します。

【ケース2】電車、バス、会議……パニック発作をきっかけに苦手な場所が広がり全般不安症になったBさん（30代女性）

私がパニック症を発症したのは、ある夏の暑い一日だったと思います。その日は祖母の七回忌の法事があり喪服《もふく》を着ていたため、特に暑さを強く感じたことを覚えています。

ちょうどその頃、夫がうつになって働けず経済的に苦しい状況が続いていました。そのため、寝ているときと仕事をしているとき以外はずっと家計のことを考えていました。

これが本当につらかった。

しかも、自分が稼がなければ生活できなくなるというのに、上司と気が合わず仕事も危機的な状況だったのです。

さて、その日、法事も無事に終わって家に帰ろうと電車に乗ると、急に車両の中にいることが怖くなり、息苦しくなって、一刻も早く外に出たくなりました。

次の駅で降りて水を飲み、しばらく座って休みましたが、状態はよくなりません。心配した駅員さんが車イスで駅務室まで運んで休ませてくれました。

しかし、状態は変わらず、仕方なくタクシーで帰宅しました。

その後、しばらくは電車に乗れていたと思います。しかし、訳あって一人暮らしをすることになり、かねてより憧《あこが》れていた山手線沿線に住むことにしたのですが、通勤で山手線に乗ることがどんどんつらくなっていきました。

車中であまりに気分が悪くなり、途中の上野駅のトイレにこもって休んだこともあります。車内にある緊急停車ボタンを押してしまったらどうしようと、強い不安感に駆られたこともありました。

また、鍵を閉めたか、ガスコンロは消したか、ヘアアイロンはオフにしたかなど、日常生活におけるちょっとした確認事項が必要以上に気になるようになってきました。自宅を出たあと、それらの確認のために引き返したことが何度かあります。

また、たまに実家に帰ると、なんのきっかけもないのに「母に暴力を振るってしまったらどうしよう」と思うこともありました。

いま振り返ると、一人暮らしをするのが初めてだったこともあり、抱えきれない不安があったのだと思います。

電車に乗ること以外にも、苦手なことはどんどん増えていきました。

飛行機、バス、車はもちろん、会議や会食、レジに並んで待つこと、エレベーター、歯医者、美容院、家族との食事すら苦痛になり、もはや日常生活は苦手なことのオンパレード。

でも、仕事をしている間だけはパニックを忘れられたので、苦しくても休職はしませんでした。

限局性恐怖症――これだけは無理！ という恐怖症

限局性恐怖症は不安症群の中で最もよくある病気です。

たとえば、**虫やヘビが大嫌い**で見るだけで震えがくる人がいます。あるいは、**高所・閉所、尖《とが》ったもの、注射や歯の治療など、特定の場所やものに対して、普通の人よりも激しい恐怖を感じる**人もいます。日常でも高所恐怖症や先端恐怖症などと呼ばれるので、ピンときやすいかもしれません。

こういった特定の恐怖症をまとめて限局性恐怖症と呼びます。

限局性恐怖症は**物心ついたときから長年にわたり、苦手とする対象が固定するのが特徴**です。赤ん坊のときは「高い高い」を喜びますが、無理やり乗せられたジェットコースターで怖い思いをしたり、観覧車が途中で止まるといったアクシデントを経験したりすると、恐怖が条件づけられます。

とはいえ、なんでも恐怖症の対象になるわけではなく、うさぎよりヘビ、美容師より歯医者というように、怖がられやすい対象があります。

血や手術シーンを見ると気持ちが悪くなったり、採血で気が遠くなったりする場合、**血液《けつえき》外傷恐怖《がいしょう》**の可能性があります。流血場面に遭遇《そうぐう》すると血管迷走神経反射《けっかんめいそうしんけいはんしゃ》が生じ、血圧が下がります。血圧はしばらくすると自然に戻るため、症状は一過性です。

血液外傷恐怖は遺伝しやすく、世界的に見ても、刀剣による戦いがあった地域に多い傾向があります。刃物で切られたときに血圧が下がると出血量を減らすことができるので、気絶が役立つのです。さらに、気絶した人は死んだように見えるので、死んだふり効果で生き延びる可能性が増します。血液外傷恐怖は、こうやって戦《いくさ》を生き延びた先祖の名残《なごり》でもあるのです。

採血や注射で気持ち悪くなる場合、リラックスすると血圧が下がり続けてしまいます。意図的に身体を緊張させ、血圧を上げるようにする治療（応用緊張）が効果的です。

限局性恐怖症の場合、何が苦手であったとしても薬は効かないため、治療は行動療法一択です。治療のコツは、避けている対象に徐々に近づくようにすることです。

その理由は恐怖症をお持ちの方はお気づきでしょう。一気に接近して気絶してしまったら治療の意味がありませんし、意識があったとしても嫌な思いをしたらもう二度と治療をしたくないと思うからです。

社交不安症――対人場面で緊張してしまう

「社交不安症」とは、**対人恐怖やあがり症とも呼ばれ、人から自分がどう思われるかを過度に気にして、人前に出ることを避けるようになる病気**です。

人前に出ると発汗《はっかん》・赤面・手足の震《ふる》え・吃音《きつおん》（どもり）などが生じます。会食を避けたり（会食恐怖）、視線の回避、お茶出しや書字で手が震えたりすることを気にする人もいます。

特定の状況でのみ生じる場合は、パフォーマンス限局型と呼ばれます。楽器演奏者やスポーツ選手が本番で失敗するのではないかと極度に恐れることがこれに当たります。芸能人や著名人に多く、ステージに立つ前にアルコールや違法薬物で気をまぎらわすなどしているうちに、依存症になってしまうこともあります。

症状のいちばんの特徴は**予期《よき》不安**があることです。人前に出る前にリハーサルやシミュレーションをするなどして、失敗しないように準備します。これらの行動は**安全確保行動**と呼ばれ、人前に出るたびにくり返されます。しかし結局、**安全確保行動をとっても安心できず、逆に不安感を強めることになる**のです。

人前での発表や外出を回避するようになると、社会生活に支障が出ます。社交不安のある人は幼い頃から内気で、母親と離れるのを嫌がる傾向があります。ある程度成長すると一人でいる分には困らないため、学校をなんとか卒業することはできますが、就職後にスピーチをしたり、発表したりする機会がやってくると支障が生じます。

内勤でデスクワークをしていた人がキャリアを積み、管理職として他人に仕事を教えるようになって問題が顕在《けんざい》化することも多く、せっかくの昇進を自ら辞退することもあります。

社交不安のある人は自分の社交不安傾向を隠そうとするため、誰にも相談しないまま、転職してしまうこともあるのです。

病気の原因はまだ明確になっていませんが、**家族に社交不安症の人がいる場合は、そうでない場合より発症の確率が2~6倍高い**という研究結果があります。しかし、親が人前に出るときに緊張しているのを見て育つため、遺伝によるものか生育環境によるものかはわかっていません。

他人を意識するようになる8~15歳で発症することが多く、**同級生や職場の同僚、ママ友など、関係が長く続きそうな「半見知り」の人を苦手とする**特徴があります。いかにも怖そうないかつい男性がとなりにいても、もう二度と会わないとわかっている人なら平気です。

海外旅行で言葉の通じない人に話しかけるのは意外と大丈夫だったりするのです。

治療は認知行動療法と薬物療法です。認知行動療法では人前でわざと失敗したり、自己主張したりする練習をします。薬物療法ではおもに抗うつ薬と抗不安薬を使用します。苦手とする場面が結婚式のスピーチのように一生に数回と限定的であれば、そのときだけ抗不安薬を使って乗り切ることもできます。

この病気は他人に強い関心を持っているからこそ生じます。 人によく見られたい、友達をつくりたい、人の輪に入りたい、交流に参加したいという気持ちが治療する理由になるのです。

うつ病 ――ダメ人間だと自分を責める

ここからは不安症群以外の病気を見ていきます。

不安をおもに訴える代表的な病気は「うつ病」です。**憂うつさや倦怠感《けんたい》からやる気が起きず、集中力が落ち、決断が困難になるといった症状が2週間以上持続する**とうつ病と診断されます。

ほかにも、疼痛《とうつう》や不眠、食欲不振などの身体症状も伴います。重症化すると食事をとらないせいで痩《や》せこけ、栄養失調になったり、線路に飛び込んだりして自殺することもあります。うつ病は男性に比べると女性に多く、産後うつや月経前不快気分障害のようにホルモンの変動でうつ状態になることがあります。うつになりやすい傾向は遺伝するため、**家族にうつ病の人がいると、うつ病になる確率は上がります。**ほかの身体疾患《しっかん》がうつ状態を引き起こすこともあります、

うつ病は全般不安症や社交不安症などの不安症群の病気とも合併しやすく、これらの病気を厳密に線引きすることは不可能です。

うつ病は多くの場合、３ヵ月程度で自然に軽快します。薬物療法として抗うつ薬を使用するのも効果的です。重症の場合は、電気けいれん療法も有効です。

うつ状態にあると活動性や判断力が落ちるため、仕事を休むようにして、離婚・転職・転居のような大きな決断は先送りにするようにします。休息が治療になる点は不安症群の治療と大きく異なりますが、散歩などで体を動かしたり、日光を浴びることは大切です。

うつ病の一部には、日照時間が短くなる冬の時期だけ症状があらわれる**季節性うつ病**と呼ばれるタイプもあります。この場合は人工的に日照時間を調節する高照度光療法《こうしょうどひかりりょうほう》も有効です。

身体症状症――病気であることを訴える病

医学的には問題がないのに、病院で体の不調を訴えることをくり返す場合を「身体症状症」、病気自体を恐れて健康情報の検索や健康診断をくり返したり、逆に病院に行くこと自体を怖がったりする場合を「病気不安症／心気《しんき》症」と呼びます。

どちらも同じように見えますが、前者は病院で自分の不調を強く訴えること、後者は病気を過剰に恐れていることに主眼が置かれています。いずれも実際に病気があったとしても、その病態に不釣り合いな過剰な反応を示します。

「病は気から」と言われるように、病気を過剰に心配することは古くから知られていますが、診断分類としては不明瞭《ふめいりょう》で、有病率もはっきりしません。

内科では心身症や慢性《まんせい》疲労症候群、整形外科では慢性疼痛や線維筋痛症《せんいきんつうしょう》と、科によって診断の仕方が変わります。

また、検査を徹底的におこなえば、なんらかの病名や異常は見つかるものです。自律神経失調症や軽い不整脈、脂質《ししつ》異常症などと診断されることもありますが、根本的な治療にはつながりません。

内科医や外科医はメンタルの問題には手をつけたがりませんし、精神科医は精神科医で自ら受診に来ない人は扱えないと開き直ります。身体症状症や病気不安症の人は精神科以外の診療科を受診することが一般的で、診断がつかないことも多いのです。

身体症状症では**疼痛や吐き気、めまい、耳鳴り、脱力、胃腸の不快感など症状のあらわれ方は幅広く、原因を取り除いたにもかかわらず、慢性的な不快感を訴えます。**たとえば車の追突事故でむち打ちになった後、食欲が低下するといった医学的には因果関係を説明できない身体症状を訴える場合もあります。

はっきりした疫学《えきがく》調査はありませんが、もともと他の病気があった人がこの状態に移行することも考えられます。たとえば幼少期に戦災に遭《あ》い、病院を何度も受診していたとしたら、その人にとって病院は安心できる居心地のよい場所になります。日常生活で誰にも注目してもらえなかったとしても、病院だけは話を聞いてくれるのだとしたら、病院に通いたくなるのもうなずけます。

このように本人だけの問題ではなく、病院などの医療機関との関係性も影響するのです。

病気不安症――病気に対して過剰に不安になる

誰しも体調不良が続くと、「どこか悪いのかな」となんらかの病気を疑うことはあります。そうして、検査を受けて特に異常が見つからなければ、たいていは安心しておしまいです。

ところが、**病気不安症の人は、「ちょっと息苦しいかな」というようなささいな症状や、「心臓がドキドキする」などの体の感覚に敏感で、自分は重篤《じゅうとく》な病気にかかっている、またはかかりつつあると深刻に心配し続けるため、頻繁《ひんぱん》に病院に行きます。**

診察や検査の結果、「正常ですよ」と言われても納得できず、むしろ「病気が見逃されているかもしれない」などと考え、ドクターショッピングをくり返したりします。

この場合、糖尿病や高血圧といったよくある病気ではなく、症状が重篤で、予後が悪く、取り返しのつかない珍しい病気を恐れます。そのため、確証や保証を求めて、専門医や大学病院を選んで受診することになります。

理想の健康を追い求めるのは人の性《さが》です。「頭痛も腰痛もなく、階段を上っても疲れたりふらついたりせず、快食・快便・快眠の体をください」などとお願いしはじめたらきりがありません。

理想を追い求めている最中の本人に向かって、

「それぐらい年齢相応」

「そんなに薬やサプリを飲んだら、かえって別の病気になってしまうよ」

などと正論を言っても聞く耳を持ちません。

ドクターショッピングには弊害《へいがい》があります。医療費がかかるだけでなく、**レントゲンやCTによる放射線への被ばくの問題もありますし、不必要な手術で合併症を起こすことも**考えられます。根拠のない民間療法やサプリメントの過剰摂取が持病を悪化させていることもあります。


一方、**診断されるのが怖くて、なかなか病院に行こうとしない人もいます。**健康雑誌やネットを見て、もしかしたら「○○」という病気かもしれないと不安を持つと、自分で検査キットを購入して調べたりします。

手の筋肉が弱くなってきた気がすることから「ALS（筋萎縮性側索硬化症《きんいしゅくせいそくさくこうかしょう》）」という難病を疑うようになったとします。ALSの診断を受けることを考えるだけで怖くなり、無意識に手を動かさないようにしていると、さらに手先が思うように動かせなくなったりするのです。

このタイプの人は、自分の体に全神経を集中しています。たとえ家族や友人と一緒に会食をしたとしても、料理の味や会話に集中できません。本人の関心が病気や痛みのことばかりに向いていると、まわりの人もうんざりしてしまい、結果的に孤立します。

病気の訴えを面倒に感じた家族が受診へ付き添ったりすると、さらに要求はエスカレートし、巻き込まれていきます。もし家族が一緒になって病気を心配したとしたら不安は伝染し、さらに巻き込みがひどくなる悪循環が起こります。

治療は、適切な行動を増やすことです。家族や医師は本人を必死に説得し、誤った認識を正そうとしますが、このやり方は衝突《しょうとつ》を招くだけです。精神科へ行けと言われて行くようなら苦労はしません。

本人も家族も、身体症状や病気への病的なこだわりは無視したまま、それ以外のことができている時間を増やすようにします。体の違和感を忘れようとするとよけいに気になるものですが、もし幼い孫が大泣きしていたら自然にその子のもとへ駆け寄るはずです。大切な人やペットの世話をしたり、外出して**新鮮な体験をしたりすれば、他のことに集中できる**瞬間が必ず訪れます。**その瞬間を増やしていくように**します。

病気の情報は詳しく調べれば調べるほど、自分が病気であるように感じます。医学部の学生が病気を学ぶようになると、自分もその病気にかかっているのではないかと考えて不安になってしまうことがあり**「医学生症候群」**と呼ばれます。

近年、誰もがネット検索でさまざまな疾患のことを簡単に調べられるようになりました。**誰もが医学生症候群に陥りやすい状況になっている**のかもしれません。

強迫症 ——無意味な行為をくり返す

家を出るとき、鍵を閉めた直後に本当に鍵がかかっているか気になったことはありませんか？

普通は鍵がかかっているか一度確認すれば安心して出かけられますが、一度では納得できず何度も確認し、その場を離れてからも「もし鍵がかかってなかったら泥棒に入られるかも」と気になって引き返してまた確認……。

泥棒に入られるかもしれないという**不快な考え（強迫観念）が浮かび、それを防ぐために**

鍵の確認（強迫行為・儀式）を過剰なまでにくり返すことで、日常生活に支障をきたしてしまうのが「強迫症（強迫性障害）」です。

頭の中に浮かんでくる強迫観念は自分の意志ではコントロールできないため、不安な考えに翻弄《ほんろう》され、自分でも「おかしなことをやっている」とわかっているのに、強迫行為をやめることができず、生活が立ち行かなくなります。

強迫症の症状は多種多様です。ここでは代表的な症状を紹介します。

【洗浄強迫】

手洗いの時間が増え、アルコール消毒を頻回《ひんかい》にしたり、入浴が長時間になったりします。洗う理由はさまざまで、感染症の予防、汚れや排泄《はいせつ》物への嫌悪《けんお》、ベタベタ感の回避、無心に洗っているのが心地よいという場合もあります。**洗っても洗っても納得感が得られず、徐々に洗う時間が長くなっていきます。**

きれいに保とうとする場所を「聖域」と呼び、自宅や自分のベッドなどを汚さないように守ろうとします。たとえば、自分のベッドが聖域である人は、寝る前に何時間もかけて体をすみずみまで洗って自分の体を清めます。

やがて毎日の入浴に疲れ切ってしまい、入浴が1週間に1回になると、自分のベッド以外の場所で寝るようになります。ベッドという聖域を守るために、疲労困憊《こんぱい》しても強迫行為（儀式）をおこなうのです。

【確認強迫】

鍵をかけて戸締りをしたか、火の元を消したか、水道の蛇口をきちんと閉めたか、スマホやお財布をどこかで落としていないかが気になって、何度も確認します。

確認の対象は人それぞれですが、共通しているのは**何度確認しても恐怖や不安は解消されず、それどころかよけいに不安になってしまうこと**です。確認することに疲れると、確認した記憶が正しかったのかを確認したくなります。重症化すると家族に何度も確認させたり、警察に確認したりするようになります。

仕事上での確認が増える場合もあります。パソコンに入力した数字が間違っていないか、メールを送る前に誤字脱字がないかを執拗《しつよう》に確認し続けます。確認に時間がかかるせいで仕事の効率が落ち、残業が増えたり、仕事が遅いと指摘され、職場から受診を勧められることもあります。

確認強迫の人には**「今、確認しておきたい」という衝動性**が伴います。

【縁起強迫】

人は古来、加持祈禱《かじきとう》などと称してたくさんの儀式をおこなってきました。四や九は死や苦を連想するから避ける、塩をまく、お祈りをする。これらの儀式をすることで、自分や大切な人が不幸になるのを防ごうとします。

これらの**儀式が増え、日常生活に支障をきたすようになったら縁起強迫の可能性**があります。頭の中に不吉なイメージが湧《わ》いてくるたびに頭の中で良いイメージを思い浮かべて打ち消そうとしたり、仏壇の水を決まった手順で入れ替えたりするなど、他の人からは見えにくい儀式もあります。

これらの儀式の一つ一つは多くの人がおこなうことです。問題はそれにかける時間と頻度《ひんど》が多いことです。**強迫症の人はそれほど重要ではないことも完璧《かんぺき》にしようとして、やりすぎが生じる**ので、「スーパーノーマル」と呼ばれます。

強迫症の有病率は1～2％で、幼い頃からこだわりが強く、神経質な傾向を持っています。学校のようにルールどおりの行動を求められる場所では強迫症の生真面目《きまじめ》な性格が高く評価されますが、臨機応変に対応することやまわりに合わせて適当に行動するのが苦手なので、大人になってから診断されることも少なくありません。

強迫症はこれまで不安症の一種だと思われていましたが、不安だけでは症状の説明ができず、現在は不安症とは独立した別の病気として位置づけられています。

たとえば、掃除機をかけるときに、部屋のすみずみまで完全にゴミを取り切ろうとしたり、お皿を洗うときに皿のふちや裏側まで念入りに洗うといった行動は、不安だからやっているというよりは、完璧にしたいという欲求の結果です。

強迫症の仲間には髪の毛や眉毛《まゆげ》を抜き続ける**「抜毛症《ばつもうしょう》」**や、ささくれやかさぶた、唇《くちびる》の皮などの皮膚をむしることをやめられない**「皮膚むしり症」**などがあります。これらは完璧に取り切りたいという衝動から生じ、やめたくてもやめられなくなります。

全般不安症も強迫症も「将来、起こるかもしれないことへの恐れや不安」を感じる点は共通していますが、対象の数が異なります。

全般不安症の人は日常のあらゆるものに不安になりますが、**強迫症の人は気にする対象が限定されています。**強迫症の人は自分が病気になるかもしれないと風呂で入念に身体を洗いますが、風呂場での転倒や心筋梗塞《しんきんこうそく》の心配はしていません。

不安感受性の高い人は地震や津波、台風などを怖がりますが、強迫症の人はこういった**天**

変地異には無関心で、正常な人よりもむしろ冷静に対応できる傾向があります。強迫症の人は自分に責任があるリスクに関心が集中しているためです。

治療は、行動療法と薬物療法です。行動療法の一つ、曝露《ばくろ》反応妨害法《はんのうぼうがいほう》（エクスポージャーと儀式妨害）が有効です。薬物療法は抗うつ薬を使います。

ためこみ症——ものや情報を捨てられず、不要なものまでためこんでしまう

新聞や雑誌を「あとで読もう」と思ったまましばらく放置してしまうことは、誰でもあるでしょう。そのまま読まずにいて邪魔《じゃま》になってくると、普通は「まあ、いいか」と諦《あきら》めて捨ててしまいます。

しかし、ためこむ癖《くせ》がある人は、どんどんたまって置き場がなくなっても「いつか読むかも」と捨てずに取っておきます。

趣味で特定のものをコレクションする人もいますが、ためこみ症の人は**その「もの」自体の価値よりも、捨てた後で「あのとき捨てなければよかった」という後悔感情を回避することを優先しています。**

そのため、チラシやレシート、お菓子の包装紙、職場で使ったふせんなど、まわりの人にはゴミにしか見えないようなものもためこんでいたりします。

ためこむ対象はものだけに限りません。データをためこむこともあり、パソコンの容量がいっぱいになってもダウンロードした情報を保存しておこうとする人や、不要なパソコンや部品を捨てずにためこんでいる人もいます。

ほかにも、お金には不自由していないのにスーパーなどの特売で使いきれない量の消耗品を買いだめをする人や、道路の空き缶やビン、石ころなどが気になって家に持ち帰る人もいます。

ためこみ症は強迫症の親戚として位置づけられています。ためこむという特定の儀式を反復する点では強迫症と似通っていますが、ためこみ症の人は**ものを捨てようとすると、まるで自分の体の一部を捨てるくらいの強い喪失《そうしつ》感を覚えます**。強迫症の人と比べてもうつ病を併発する確率が高く、ものに溢《あふ》れた家の中にこもりがちになります。

外に捨ててあるものまで拾ってくるようになると、最終的にはいわゆる「ゴミ屋敷」のような状態になり、異臭や害虫などの発生源となって家族や近所の人に迷惑をかけることになります。

独居老人のゴミ屋敷が報道されますが、急にためこむようになったわけではなく、長い年月をかけてためこむ習慣が形成されたと考えられます。

家がゴミ屋敷になっている場合は、ほかの精神疾患が隠れている可能性もあります。うつ病の人は、分別の判断やゴミを出しに行くのがおっくうで、ゴミを放置することがあります。もともと捨てる習慣があった人が急にゴミをためこむようになったらうつ病を疑います。

発達障害の注意欠如・多動症（ＡＤＨＤ）を持つ人はスケジュール管理が苦手であるため、ゴミの回収日を忘れていてゴミを出しそこねたり、後回しにしたりしているうちにゴミがたまってしまうことがあります。これは認知症の状態とも似ていますが、ＡＤＨＤの場合は若いときから一貫して計画的にものを捨てるのが苦手です。

治療のメインは行動療法ですが、うつ症状がある場合は抗うつ薬を使います。ためこみ症の人がものを捨てるには工夫が必要です。「ラストイン・ファーストアウト」（193ページ参照）の考え方が役立つはずです。

【ケース3】次から次へとものをためこんで放置するCさん（50代男性）

Cさんは若い頃から音楽CDを何千枚も買い集める収集癖がありました。しだいに欲しいものだけでなく、レンタルショップの格安放出品などでも、とにかく目につけば買うようになりました。

年齢を重ねてもその傾向は変わらず、いまは運動用の安価なTシャツや短パンを買い続け、1000枚近くにもなっています。一度に買うのは数枚ずつで、一回の購入額としては大きくはありませんが、買ってきてもほとんどは未着用です。値札が付いたままの状態で部屋に散乱していますが、「いつか着るから」と言います。

コロナ禍《か》になると、トイレットペーパーやペットボトル入りのお水、缶詰などを大量に買い置きするようになり、食料品は賞味期限が切れていても捨てようとしません。

また、職場から持ち帰った仕事の資料が入った段ボール箱も押し入れの中に10年以上ずっと押し込めたままで、家族に「いいかげんに捨てたらどうか」と言われても、「いつか必要になるから」と絶対に捨てようとしません。

さすがに外のものまでは拾ってきませんが、家族はいずれゴミ屋敷になってしまうのではないかと心配しています。

不眠症――夜に目覚めていることが不安

試験や初デート、発表会、大事な会議など特別な日の前夜は、緊張してなかなか寝つけない、という経験は珍しくありません。

ですが、心配事や不安に思うことがあってあれこれと考えてしまい、ベッドに入ってからもなかなか眠りにつけなかったり（入眠困難）、なんとか寝ついても途中で目が覚めてしまったり（中途覚醒《かくせい》）、予定していた時間よりも大幅に早く目覚めてしまい、二度寝ができなくなったりする（早朝覚醒）ことが続くと、不眠症または睡眠障害の可能性が考えられます。

不眠症と睡眠障害は混同されやすいのですが、**特に原因なく眠れなくなるのを不眠症、他の病気に付随する不眠を睡眠障害**と呼んでいます。

不眠症は睡眠不足を指しますが、睡眠障害には過眠も含まれます。睡眠障害で代表的なのは、就寝中に呼吸が止まったり浅くなったりする「睡眠時無呼吸症候群（閉塞性《へいそくせい》睡眠時無呼吸）」や、下肢《かし》のむずむずするような不快感によって入眠困難が生じる「むずむず脚《あし》症候群

（レストレスレッグス症候群）」です。

精神疾患ではうつ病も不眠をもたらしますし、花粉症で鼻づまりが生じ、眠りが浅くなるのも広い意味では睡眠障害です。

この本を読んでいる人のなかには、不眠症でお困りの人もいるでしょう。理由もなく寝つきが悪い日が続いたとしたら、しだいに「今日も眠れなかったらどうしよう」と眠れないこと自体に不安を感じるようになります。

そうすると、「どうしたら眠れるんだろう」と本やスマホで不眠について調べはじめたりしてよけいに頭が冴《さ》えて眠れなくなり、「どうしよう、眠らなきゃ」とさらに不安になってますます寝られなくなるという悪循環が起こります。

「眠ろう、眠ろう」とするあまり、眠るまでの時間が、かえって不安をつくりだすことになってしまうのです。

このように、**「眠れなくて不安」というのは、**見方を変えると**「寝ているはずの時間に起きていることが怖い」という状況**です。求めているのは睡眠時間ではなく、自分の寝たい時間に自分の納得できる寝方をして、決まった時間にスッキリと目覚めることです。正式な名称ではありませんが、「不眠恐怖症」といったところでしょう。

不眠を気にしている人の大半は日中に昼寝をするなどしていて、睡眠自体は足りています。昼寝をしていたら、夜に眠れないのは当たり前です。睡眠導入剤やサプリメントにもそこまでの効果はありません。

特に中年期以降は若いときと比べて睡眠時間が減ったり、眠りが浅くなったりするのは自然な現象です。ほかの家族や若い頃と同じように生活できるほうが不自然です。

定年退職や子どもの独立で日中の活動量が減ると、生活のリズムは変化します。やることがなくて昼夜逆転するのは、不登校の子どもと同様です。

また、夜中にトイレに行きたくなり、**トイレに行くと眠れなくなってしまうので、膀胱《ぼうこう》を過度に気にしているのは高齢者の不眠の特徴**です。頻繁にトイレに行って出し切ろうとし、就寝前に水分やカフェインの摂取を控えます。

不眠症の薬や睡眠記録アプリなど、対処法はごまんとあります。

寝つきをよくするための薬には、短期作用型の睡眠導入剤と中途覚醒にも効果がある長期作用型の睡眠薬があります。海外旅行のときだけ睡眠導入剤の力を借りるといったように、一過性であれば薬も役立ちます。

しかし、**慢性的な不眠症の場合は薬への依存の問題が生じます。**睡眠薬はプラセボ効果が強く、実際に効いているかどうかにかかわらず、お守りのように飲み続けてしまうのです。**睡眠薬には転倒のリスクがあるため、特に高齢者は注意が必要**です。

睡眠へのこだわりから眠れなくなっている場合はこういった対処法が逆効果になります。今夜こそは寝なければと思うとよけいに眠れなくなる状態は、ブレーキとアクセルを同時に踏んでいるようなものです。

薬物療法以外の治療では、やはり行動療法が有効です。まずはセルフモニタリングで睡眠時間を記録し（１５６ページ）「見える化」します。眠れないときは無理に寝ようとせず、日中に体を使う行動を増やすようにしていきます。

第3章

不安になるメカニズム

第2章では、さまざまな心の病気を見てきました。

ご自身に当てはまる部分もあれば、そうではない部分もあったはずです。

医学は不調の原因を探すことを目的としています。精神医学の場合、統合失調症やそううつ病などの精神病以外の心の病を最初に診断分類したのは精神分析で有名なフロイトでした。彼は精神が不調な状態に「不安」という名称を与え、不安があるから病気になるのだと説明しました。

フロイトが不安になる理由を性欲（リビドー）で説明しようとしたことには無理がありましたが、この本が存在しているのは彼の功績でもあるのです。

自分の状態に病名がつくと一時的に安心しますが、時間が経つにつれ、本当にその病気で合っているのかが気になりだすものです。自分の状態を説明するのに、病名だけでは不十分です。

この章では病気のもととなるさまざまなメカニズムを見ていきましょう。

生き延びるためには逃げるが勝ち——闘争・逃走反応

パニック症や限局性恐怖症の根本には**「恐怖反応」**があります。恐怖の本来の役割は、自己防衛です。このことは、原始時代を考えるとわかりやすいと思います。

大昔の人間にとって、恐怖は生き残るうえで重要な役割を果たしていました。危険が迫っているときに恐怖を感じると、命を落とす前に逃げたり戦ったりする準備をすることができました。

肉食動物などの捕食者に狙われたときは恐怖反応が出ます。これは**「闘争・逃走反応」**とも呼ばれ、心臓がドキドキしたり、呼吸が荒くなったり、手のひらに汗をかいたりなど、体は緊張・興奮状態になります。これらはおもに自律神経、とくに交感神経の働きによるものです。

心肺機能が高まるのは、闘うにしても逃げるにしても、血流を一気に上げて手足の筋肉に素早くエネルギーを送り込むためです。手のひらに汗をかくのは、木に登ったり武器をつかんだりするときに滑らないよう手を湿らせておくためです。

また、このときに頭の中では、どうすれば目の前の危険から逃《のが》れられるのか、つまり闘うのかそれとも逃げるのか、ということに集中しています。神経が研《と》ぎすまされた状態にあり、ちょっとしたことにも敏感になります。

そして、心身のエネルギーを十分に使って危機を乗り切り、安全を確保できると「闘争か逃走か」モードは解除されます。

このようなメカニズムは、ほかの生物を見てみるとわかりやすいでしょう。ライオン（捕食者）に狙われたシマウマはまずフリーズ状態（凍結反応）になります。草むらで息をひそめていれば、捕食者に気づかれずにやり過ごせることがあるためです。これでは逃げられないとわかったら、シマウマは全速力で逃げ出します。

このように、私たちが**不安と呼んでいる恐怖や嫌悪感は生物にもともと備わっている自然な反応**であり、私たちが**危険を回避し安全を確保するため、遠い祖先から受け継いできた生存に不可欠なもの**です。

原始時代に比べるとはるかに安心・安全になった現代であっても、暗い夜道を一人で歩くときに体を緊張させておくことで、万が一のときにその場からすぐさま逃げられるようになります。

つまり、私たちがわずらわしいと感じている反応は長い年月をかけて、先祖から受け継がれてきたものなのです。

恐怖を学習する――条件づけと刺激等価性

本来、恐怖は過ぎ去ってしまえば、忘れてしまうものですが、私たちには恐怖対象を学習するメカニズムも備わっています。これを「**条件づけ**」と呼びます。

たとえば散歩中、近所の公園で犬に噛《か》まれて怖い思いをした人は、犬と恐怖反応が連合し、犬を見ただけでも背中がゾッとするようになります。

これは場所や文脈とも条件づけられるので、近所の公園（場所）やただ散歩する（文脈）ときも、緊張するようになります。危険な状況や対象をいったん学習すると、前もって警戒《けいかい》し、逃げるための準備をすることができるのです。

このように恐怖を学習する条件づけを「**恐怖条件づけ**」と呼びます。

恐怖条件づけは言葉を持たない幼児にも生じることですが、言葉を持つ大人の場合には言葉を通じた恐怖を獲得《かくとく》する能力があります。これは「**刺激等価性**」と呼ばれます。人は言葉を使うことで、さまざまな概念を結びつけて考えることができます。図2を見てください。

図2　刺激等価性（概念や関係性を結びつける）

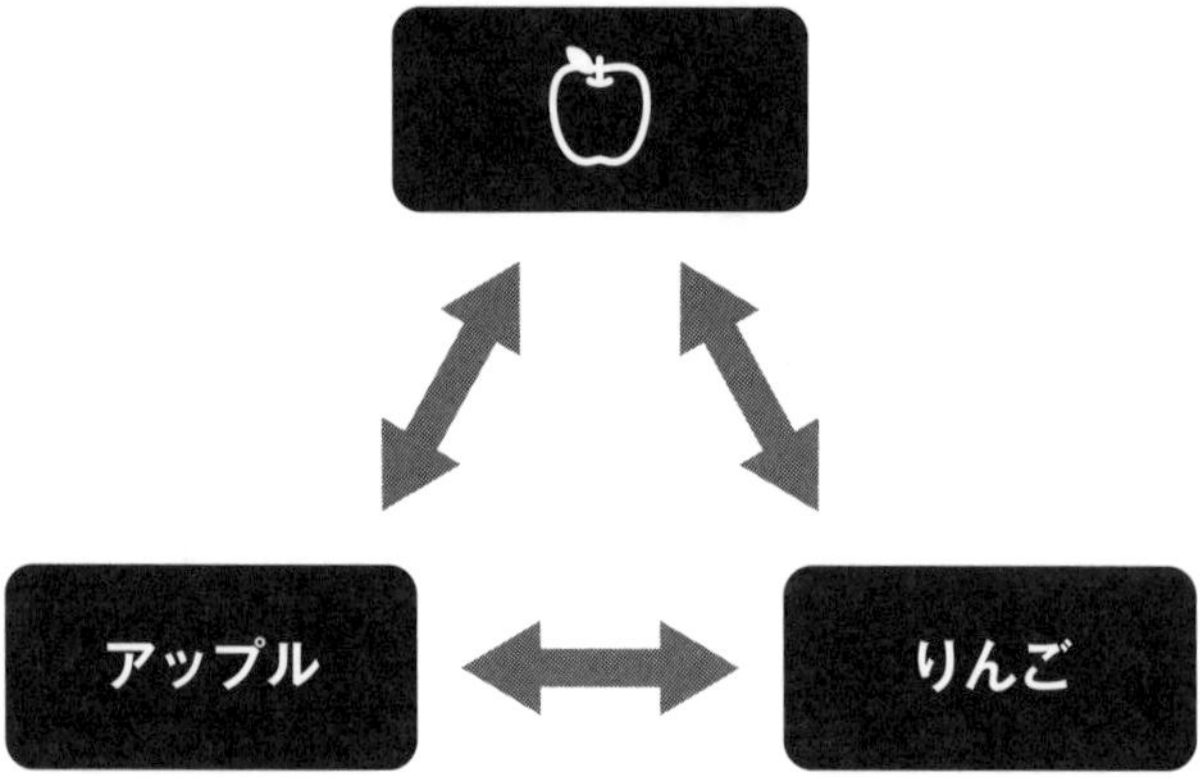

人は言葉を使って概念や関係性を結びつけることができるため、「りんご」＝「アップル」と知っているだけで、赤い球体の果物も「同じもの（等価）だ」とわかる

私たちはまず赤い球体の果物を「りんご」だと学習します。次に「りんご」は英語で「アップル」と言うことを教わります。

さて、アメリカ人に赤い球体の果実を取ってほしいときは、何と言いますか？

当然「アップル」と言うはずです。まだ赤い球体の果物が「アップル」だと学習していないのに、「りんご」＝「アップル」と知っているだけで、赤い球体の果物も「アップル」と呼ぶことができるのです。

身近な話でいえば、関東人が「歌舞伎揚《かぶきあ》げ」と呼んでいる揚げせんべいが、関西では「ぼんち揚げ」と呼ばれていることを学習したら、関西で揚げせんべいが食べたくなったときに、「ぼんち揚げをください」と言うことができるのと同じです（味は少し異なる)。

最初の犬恐怖症の話に戻ると、自分を噛んだ犬を見たときだけでなく、

・「い・ぬ」という音を聞いたとき

・「ドッグ」と書かれている文字を読んだとき

・自分を噛んだ犬とは違う犬種の犬に遭遇したとき

まで恐怖を感じるようになるのです。犬小屋や犬用のリードを見ただけで近くに犬がいるんじゃないかと警戒するのも推測できますね。

このように、私たちは賢くなればなるほど、たくさんの連想ゲームができるようになります。**怖いものがたくさんある人は、たくさんのことを知っている賢い人でもある**のです。

まだ起きていないことを心配する力――社会学習とルール支配行動

恐怖条件づけは実際に経験することで恐怖を学習しますが、私たちはまだ一度も経験したことのない危険も心配することができます。地球の反対側で起こっている戦争を怖がったり、一度も死んだことはないはずなのに死を恐れたりします。これらは条件づけのメカニズムでは説明できません。

人は自分が体験したことだけでなく、他人が経験したことからも学習できるのです。これを**社会学習**といいます。

職場で遅刻してきた人がこっぴどく叱《しか》られているのを目撃したら、次の日から時間どおりに出勤しようとするでしょう。「人のふり見てわがふり直せ」と言いますが、これは人だけでなく、チンパンジーなども持っている能力です。

私たちが戦争を防ごうと思えるのは、実際に戦争の被害に遭《あ》った人たちがいて、その人たちの悲しみや苦労を見て学習しているからです。

では、死についてはどうでしょうか?

私たちは死んだ人を見たことがあっても、死んだ人が死んだことをどう思っているのか、死んだあとにどこへ行くのかを知る術《すべ》がありません。「死んでよかった」と答える死人がいてもおかしくないのですが、それなのに死は悪いことで、寿命は延ばすべきだと考えているふしがあります。それはなぜでしょうか?

その理由は人とチンパンジーの違いにあります。

人とチンパンジーのいちばん大きな違いは、**言葉を使うことです。言葉を使うと自分や他人が体験したことだけでなく、架空《かくう》のおとぎ話からも学習することができます。**

たとえば、サンタクロースの存在を信じている子どもは、サンタクロースからプレゼントをもらうために手紙を書き、クリスマスの直前はお利口でいようとします。チンパンジーは賢い動物ですが、サンタクロースとプレゼントの因果関係はわかりません。チンパンジーに「あなたがプレゼントをもらえたのはサンタクロースのおかげよ」と言葉で伝えることができないためです。

死もサンタクロースと同じ一種のファンタジーです。死んだらどうなるのか、死ぬとはどういうことなのかは、言葉で説明してもらわなければ、わかりません。

最もわかりやすい例は宗教です。まだ見ぬ死後の世界には悪いことが起こるのが前提で、聖書や経典には助かるためにしなければならないことがたくさん記《しる》されています。

これはまさに人のなせる業《わざ》です。チンパンジーは実際にあるかもわからない死後の世界のために宗教団体にバナナを献上したりはしないでしょう。

ほかにも、人は「ダメ、絶対！」というポスターを見て一度も使ったことのない覚せい剤の使用を断ったり、お天道様《てんとう》が見ているからとゴミをポイ捨てせず持ち帰ったりします。こういったルールは言葉でつくられた虚像にすぎないのです。

このようなルールに支配された行動を**ルール支配行動**といいます。

かの高名な親鸞《しんらん》については、こんな逸話《いつわ》が残っています。

あるとき、信者から極楽浄土《ごくらくじょうど》は本当に存在するのかと尋ねられた親鸞は、「私もまだ行ったことがないからわからない。極楽浄土が存在するかはわからないが、私はあると信じている」と答えたそうです。

不安を回避すると不安が増える――マウラーの二要因理論

先述したとおり、原始時代の人間にとっての関心事はつねに命にかかわることでした。ライオンなどの肉食動物やクモやヘビなどの毒を持つ生物に遭遇したり、病人や死体、腐敗した食べ物などから感染症になったりと、危険があちこちに潜《ひそ》んでいたのです。

しかし、時代とともに環境が変化し、安全・清潔になった現代では、危険度のレベルは大きく変わりました。私たちが不安と呼ぶ状態は、目の前にライオンがいるときの「死ぬかもしれない」という恐怖とは異なります。安全なはずの自宅でも不安になるのはなぜでしょうか？

不安になるのは不安にさせる対象に原因があると考えがちですが、**不安に対処することで**

図3 「不安になること」と「不安を持ち続けること」は別物

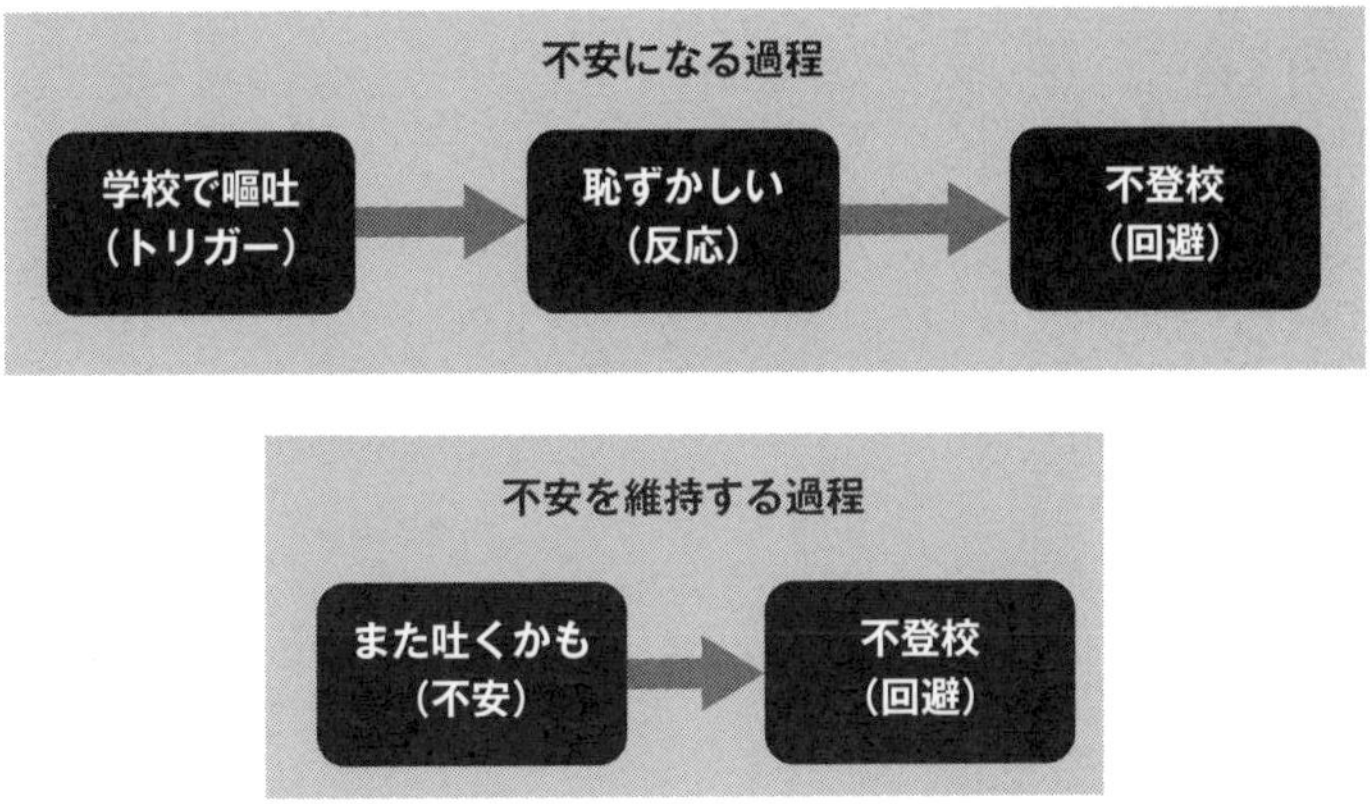

不安になることもあるのです。これを提唱したのは米国の心理学者、マウラーです。

図3を見てください。学校で嘔吐《おうと》してしまった子どもがいたとします。たくさんの同級生の目の前で吐いてしまい、とても恥ずかしい思いをしたので、もう二度とこんな思いをしたくないと学校に行くのをやめてしまいました。

この子どもの場合、不登校になってしまったきっかけは、学校で嘔吐して恥ずかしい思いをしたことでしょう。子どもであっても一度嫌な思いをしたら、それに対処しようとするものです。

しかし、もし転校した後も、大人になってからもずっと家に引きこもっていたとすると、対処の仕方に問題があるように見えます。**たとえ嘔吐しなくなっても、「家にいる」という対処をしている限り「また吐くかもしれない」という不安は、ずっと存在し続ける**のです。

マウラーは不安になる過程と、不安を維持する過程は別物であることを発見しました。これを「マウラーの二要因理論」といいます。

「頭痛持ちだから、痛くなる前に痛み止めを飲むようにしている」

「お腹《なか》をくだしやすいから、お腹を温める」

といった対処行動は身近ですが、**対処行動をとり続けていると、**

「今日は頭痛になりそうな天気だ」

「お腹の調子が悪くなってきたかも？」

と思うだけで、対処行動をとらずにはいられなくなります。対処行動をとっている限り、対処しなかったらどうなるのかを確かめられません。

覚えておこうとする記憶のメカニズム──符号化

対処行動をとるためにはいつ、どのような場所が危険なのかを覚えておく必要があります。

ここで記憶のメカニズムにも触れておきましょう。

記憶するとき、脳は情報を取り出しやすい形に変換（**符号化**《ふごう》）しています。符号化には**「予見的《よけん》符号化」**と**「回顧的《かいこ》符号化」**の2種類があります。

予見的符号化は、あらかじめ将来に必要な行動に情報を変換しておくやり方です。たとえば、天気予報を見て明日は雨だと知ったときに、傘《かさ》を玄関に出しておいたとします。次の日になって天気予報の内容を忘れていたとしても、自分が玄関に置いた傘を見れば、これから雨が降ることを思い出します。

一方、回顧的符号化では、情報を回顧したときに記憶を取り出します。朝、昨日見た天気予報のことを思い出すことができれば、傘を持って出かけることができます。

予見的符号化は覚えておきたいことをふせんに書いて貼っておく作業と似ています。ふせんに書いてある内容だけでなく、「ふせんに書く」こと自体が重要な情報なのです。これは量に限りあるワーキングメモリを効率よく使うための方法です。

しかし、この方法は忘れたい情報をリマインドすることにも一役買ってしまいます。本来は悪いことが起こったときにだけ不安になればよいのですが、**将来のことを過剰に心配する人は、悪いことが起こる前に対処しようとするので、その行動が不安をより強めることにな**

るのです。

社交不安のある人は苦手な人に会う前に、ああなるかも、こうなるかもと考え、不測の事態に備えてシミュレーションをします。予期不安をきっかけにリハーサル（対処行動）をして不安感を下げようとするのですが、リハーサルをすることで不安を思い出すことにもなるのです。

備えることでかえって自分で自分を不安にしていることも多いのです。

このように不安の原因・理由はじつは確固たるものではなく、無意識におこなっている習慣から自分でつくり出している面があるのです。

避ければ避けるほど避けられなくなるパラドックス

対処行動をとるようになることで不安が強化されていくというお話をしました。次は、不安を避ければ避けるほど避けられなくなるパラドックスがどうして生じるのかを、もう少し詳しく説明しましょう。

対処行動をとる理由は、不快感から逃げるためです。対処行動は回避行動と言い換えることもできます。日常生活において全力疾走《しっそう》で逃げることはなくとも、不快感から逃れるためにしている行動はたくさんあります。

たとえば、ゴミ出しです。家庭から出たゴミをビニール袋にまとめて、居住地のルールに合わせてゴミを家から出します。ためこみ症の人でなければ、ゴミがなくなるとスッキリした爽快《そうかい》感が味わえます。

ゴミ出しは、きれいな家に住むための行動ですが、それは同時にゴミだらけの家になることを避けるための行動でもあります。

実際は、きれいな家を思い浮かべてウキウキとゴミ出しをする人より、しぶしぶしている人のほうが多いでしょう。大半の人にとって、ゴミ出しは自動化された習慣となっており、収集日の朝やゴミ箱がいっぱいになったときに、反射的におこなっています。

このように、**不快感から逃れる行動は自動化されやすく、無意識に反復されます**。汚れた部屋を見てうんざりするのが嫌な人は、こまめに掃除をするでしょうし、定期的に掃除していれば、まとめて掃除する大変さを経験せずにすみます。

いったん習慣になってしまうと、いちいち考えずに手を動かしていることが多いものです。居住空間を清潔にするための掃除、健康な心身を維持するための運動や食事、こういったよい状態を維持するためのメンテナンスは永遠に続きます。

疲れているのに寝る時間を惜《お》しんで洗濯したり、おいしいものを我慢して体によいとされるものを食べたり。この強力なモチベーションはどこから来ているのでしょうか。

その答えを実験で実証したのがシドマンです。心理学者であるシドマンはラットや犬に定期的に電気ショックを与え、回避行動を観察しました。その結果、電気ショックを受けるまでの時間と回避行動をとることで電気ショックを受けずにすむ時間のバランスがちょうどいい塩梅《あんばい》だったとき、その動物は電気ショックがなくなっても回避し続けたのです。

これを発見者の名前をとって、「シドマン型回避」と呼びます。ちなみにシドマンは先述した刺激等価性の発見者でもあります。

痛み止めの常用やオピオイド（麻薬性鎮痛薬）依存も、このシドマン型回避で説明できます。

また**回避行動を習慣にすることで、回避対象が消失していることに気づかないまま、回避し続ける**こともあります。これはまだ経験していないことを避け続ける強迫症の症状とも共通しています。

理由もなく回避し続けているのは滑稽《こっけい》に思えますが、シドマン型回避は金魚やヤドカリでも観察されている原始的な本能の一部です。

自分で自分を騙す――確証バイアス

不安に対処するとよけいに不安が強まり、不安に対処することは不快感を回避することと同じであるというお話をしてきました。私たちがよかれと思ってしている行動が裏目に出ることは多々あります。

不安になった現代人が最初に頼るのはネット検索です。家にいながら、誰にも知られずに情報を得て安心しようとします。

なおかつ、ネット検索では**「確証バイアス」**がかかりやすくなります。確証バイアスとは、自分にとって都合のいい情報ばかりを無意識に集めてしまい、それ以外の情報を無視したり検証しようとしなかったりする傾向のことです。

たとえば「なんとなく腰が痛い。どうしたのかな」と思って「腰痛、原因」と検索をすると、「加齢現象」といった一般的な情報よりも「脊椎腫瘍《せきついしゅよう》やすい臓炎《ぞうえん》などの重篤《じゅうとく》な病気が隠れているかもしれない」という、珍しい病気の情報ばかりが目にとまるようになります。

私たちは、糖尿病や高血圧のようなありふれた病気よりも、患者数が少なく、治療法が見つかっていない希少疾患に注目しがちです。

検索サイトは検索傾向に合わせて情報を選び優先的に提示してくるため、**検索結果は重篤な希少疾患のオンパレードとなり（フィルターバブル）、ますます自分が深刻な病にかかっているように感じます。**

一般に、情報は多ければ多いほど安心につながると考えがちですが、じつは**情報が多いほど不安が事実に思えてくる**のです。ここで実験してみましょう。次のうち、どちらが重症の人に見えますか？　また自分にも当てはまりそうだと思いますか？

1　腰が痛い人

2　腰にズキズキと電気が走るような痛みがあり、ベッドから起き上がるときに最も痛みが強く、食欲も落ちている人

冷静に考えれば、1が重症である可能性もあるはずです。また1と2を比べれば1のほうが圧倒的に多いはずですが、2の文言をよく読めば読むほど、自分にも当てはまるように感じてしまいます。

そもそも**テレビや新聞は不安をあおる**ようにできています。世の中には人を幸せにするニュースもあるはずなのに、報道番組や新聞の見出しは身の危険を知らせる言葉のオンパレードです。

この数十年で交通事故による死傷者は激減していますが、現在も飲酒運転や高速道路のあおり運転などを報じるのはなぜでしょうか。

メディアが不安をあおるのは、言語の機能と関係しています。

人が言葉を使うようになったのは、仲間に危険を知らせるためでした。言語で身に迫る危険の種類や危険が到達するまでの時間を伝えられるようになると、身を守るための行動もとりやすくなります。文字を読み書きできるようになってからは、自分の声が届かない場所にいる人にも情報を伝えられるようになりました。

情報を得る媒体《ばいたい》は、本からラジオ、テレビ、ネットと変わりましたが、いつの時代も同じ役割を果たしています。

ネガティブなニュースを報道し続けることは、意義のあることですが、**不安になりやすい人は、不安になる情報ばかり集めてしまい、さらに不安が増すことになってしまう**のです。

安全だからこそ小さなことで不安になる

ネガティブなニュースが際立《きわだ》って見える背景には、安全な社会があります。原始時代と比べると寿命は長くなり、事故や殺人による死亡者数は激減しました。私たちは危険を察知して対処するようプログラムされているにもかかわらず、刺激の乏《とぼ》しい社会で、その能力を持て余しているのです。

買い物ひとつとってもネットで事足りるようになったことで、「こんなことが起こるなんて！」と驚くほどの刺激的な経験をすることが少なくなっています。

これは「衛生仮説」とも重なります。「衛生仮説」とは、幼少期に特定の微生物にさらされることが免疫《めんえき》系の発達につながるという考え方です。

実際に、帝王切開で生まれた人は自然分娩《ぶんべん》で生まれた人と比べて、アレルギー体質になりやすいという研究結果があります。自然分娩では赤ちゃんが産道を通るときに、母親の膣内《ちつない》の微生物にさらされます。その結果、赤ちゃんの免疫力が高まるのだと考えられます。帝王切開では手術室で無菌状態のままです。

衛生環境がよくなった結果、微生物にさらされる機会が減り、アレルギー体質の人が増えているという説は、なんとなく腑《ふ》に落ちます。

「現代社会はストレス社会」とよくいわれますが、**現代の不安や悩みは、命に関わるほどの大きなストレスが少なすぎるために、小さなストレスにも過剰に反応してしまうことで起こる**といえます。

また、**安全・安心な環境で変化がなく、自分が体感するリアルなストレスがなさすぎると、自らストレスをつくり出す**こともあります。

これは動物園の動物を見るとよくわかります。檻《おり》の中のトラが決まったルートで何度も行ったり来たりしていたり、カワウソが同じルートで陸上から水中に飛び込んでまた陸上に上がり……といった決まった動きをくり返しています。

ペットでは、猫が過剰に毛づくろいをして、骨が出るまで舐《な》めてしまう「舐め壊し」や犬が自分の尻尾《しっぽ》を追いかけて噛み切ってしまう「尾追い」、オウムやインコなどの鳥が自分の羽をむしってしまう「毛引き」などが見られます。

人間に育てられる動物は自分でエサをとる必要もなく、敵に襲われる危険もありません。**自然界ならあるはずのこうしたストレスが「ない」ことが、ストレスになる**のです。

人も動物も安全な環境で食べ物も十分にあり、何不自由のない状況にずっと置かれると、なにかしらストレスを引き起こす対象を探すようになるのです。

「命の選択」と「行動の選択」

これまでに見てきたメカニズムはどれも生まれつきプログラムされているものです。要は、そのメカニズムを持っていた人ほど子孫を残すことができたため、先祖から受け継がれてきたわけです。私たちも先代と同様、いざというときに役立つ能力を後世に残していく必要があり、誰もが同じ使命を持っていることになります。

ただし、種《しゅ》の存続のためには全員が同じ傾向を持っていると、全滅するリスクが増してしまいます。これは資産運用の原則と同じです。投資するときは投資先が倒産することも考え、投資先を1ヵ所に集中させるのではなく、対象を分散させリスクを回避します。

人類絶滅の危機を防ぐためには、恐怖を感じやすい人にも恐怖を感じにくい人にも投資し、多様性を保つ必要があるのです。これがダーウィンの自然選択（自然淘汰《とうた》）という考え方です。

しかし、たとえヒトという種のためとはいえ、自分だけが不幸になるのはごめんこうむりたいものです。

何百万年という長い年月をかけて進化してきた種としての歴史と比べれば、一人の人生はあっという間です。この短い人生の中で不安になるメリットが本当にあるのかという疑問が生じます。

ダーウィンの考え方は「なるべくしてそうなった」というものです。現在の状態は、遺伝子にプログラムされている情報と環境の相互作用が招いたもので、そこに創造主のような誰かの意図や、種はこうあるべきという設計図は存在しません。環境にうまく適応できなかった命が淘汰され続けるうちに、たどり着いた結果ともいえます。

「命の淘汰」のもう一つの考え方として「行動の淘汰」があります。何百万年もかかる命の淘汰と比べるとよりミクロな考え方で、私たち一人一人、今のこの瞬間でも行動が選択されているというものです。これは心理学者のスキナーという人の考え方です。スキナーは、**行動したあとによいことがあればその行動は増え、逆に悪いことが起こればその行動は減る**というシンプルな説を提唱しました。

たとえば、言い訳ばかりする人がいたとしましょう。遅刻したり、忘れ物をしたりしたとき、素直に謝ればいいものを、言い訳をするせいで反感を買ってしまう人をたまに見かけます。

ダーウィンの考え方からすると、その人は先祖代々言い訳ばかりする家系に生まれ、言い訳をすることでその一家は繁栄してきたことになります。遅刻やミスをして上司から怒られたとき、それを親のせいにしたくなる気持ちもわかりますが、親の立場から考えれば、それは責任転嫁《てんか》だと言いたくなるでしょう。

一方、スキナーの考え方では、その人自身にとって言い訳をすることにメリットがあるのだと考えます。その人は過去に言い訳したことでピンチを切り抜けられたのかもしれませんし、言い訳の武勇伝を誰かに褒《ほ》められたのかもしれません。

今の不安の状態を分析するときの第一歩は、それが**「命の淘汰」と「行動の淘汰」のどちらの結果によるものなのかを見きわめる**ことです。今の状態が命の淘汰の結果だとしたら、変わる見込みはありませんが、行動の淘汰の結果であるとしたら、**行動に随伴《ずいはん》する結果が変われば行動も変えることができます。**

先ほどの言い訳ばかりする人であれば、たまたま言い訳をしなかったときに「今日は言い訳しなかったね」と褒められたとしたら、その後の行動の選択基準が変わるかもしれないのです。

不安にもメリットはある

これまで見てきたメカニズムを振り返りながら、不安のメリットをまとめてみましょう。

くり返しになりますが、私たちは不快な状態をすべてひっくるめて「不安」と表現しています。実際は「恐怖」「嫌悪」「焦燥感」「後悔」「憂うつ」「悲しみ（哀しみ）」「絶望・失望」といったさまざまな情動が入り混じっていますが、これらの情動は興奮系と抑制系に分類できます（図4参照）。

興奮とはスポーツをするときのように、血圧が上がり、交感神経系が優位になる状態です。抑制は血圧が下がり、体が重く感じられ動くのもおっくうで、倦怠感があるような状態で副交感神経系が優位です。

不安や心配と呼ばれる状態は、学術的には弱い恐怖反応と定義されます。**身の危険を感じ、興奮している状態が不安の正体**です。

不安になるメリットは、まず生き残るために有利であることです。不安になる個体ほど、危険を早く察知し、生命が危ぶまれるリスクから逃れることができます。

図4　情動は興奮系と抑制系に分かれる

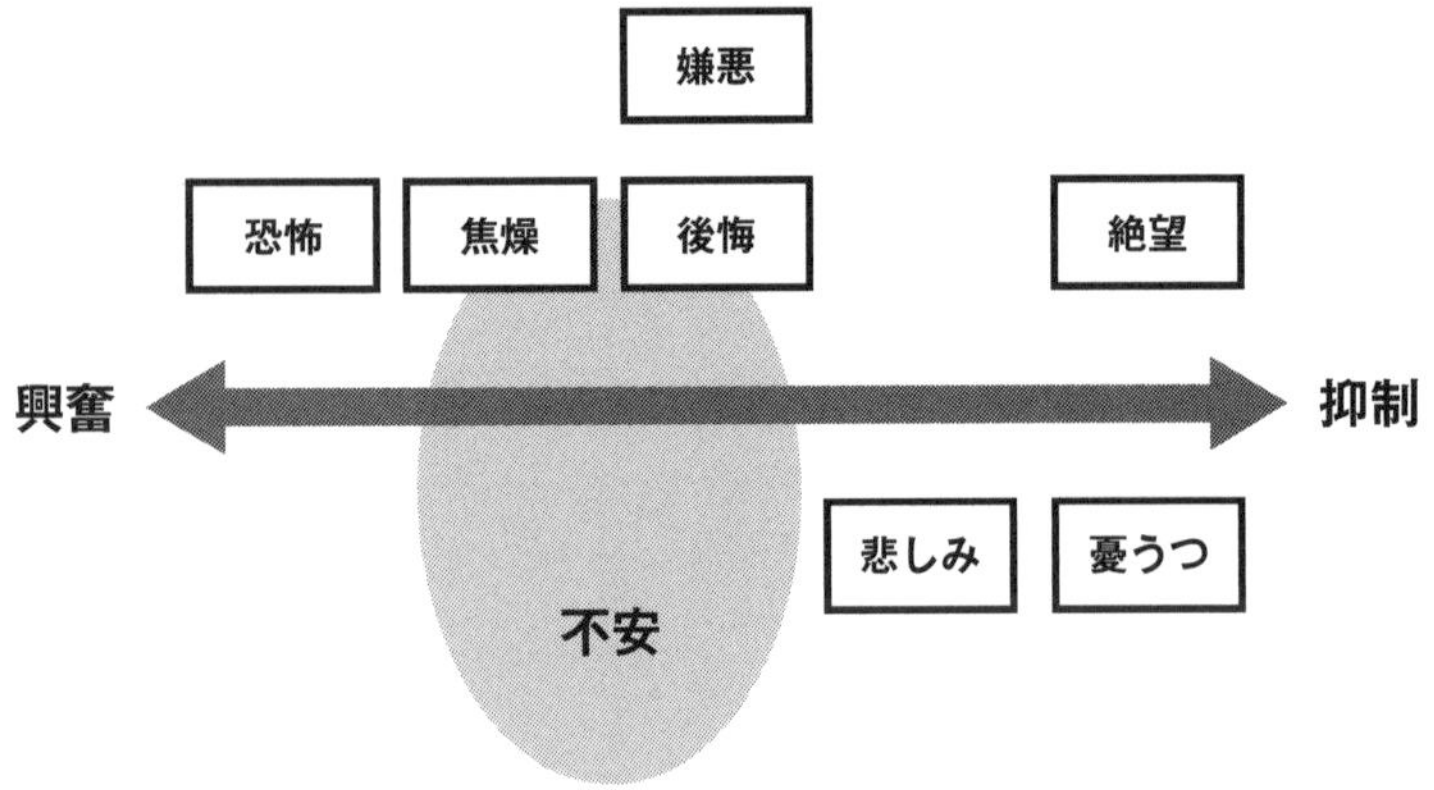

不安は身の危険を感じ、興奮している状態。リスクから素早く逃れようと身構えている

ただし、毎回、危険を察知してから逃げるのでは、逃げ遅れるリスクもあるため、危険な対象、危険な場面を学習することもできます。これが「条件づけ」のメカニズムでした。

さらに「刺激等価性」を使って「トラが危険なら、ライオンも危険、『ライオン注意』と書かれた看板も危険」といったように、さまざまな概念を系統的に学習しています。

そして成長するにつれ、痛い目に遭った他人を見て危険を学ぶ「社会学習」、この世の誰もが未経験であっても、「死＝怖い」というルールに合わせて行動する「ルール支配行動」といった高度な学習も可能となります。

一方で、不安に対処することで不安になるメカニズムもありました。危険に対処する行動が不安を強める「マウラーの二要因論」があり、対処行動をとることで不安を惹起《じゃっき》させる「予見的符号化」という記憶のメカニズムも紹介しました。対処行動をとるなかでは「確証バイアス」がかかりやすくなり、不安になる情報ばかり集めてしまいます。こういった対処行動は不安から逃れるための回避行動であり、「シドマン型回避」のように逃げる対象がなくなっても逃げ続けることになりうるのです。

このようになった背景としては、安心・安全な社会があります。人が危険を察知する能力を発揮する場面が減り、ささいな刺激に過剰に反応してしまっているのです。

現代では不安になることはあまりメリットがないように見えますが、それでも不安になる能力を持った人のほうが生き延びる確率が高く、その子孫はその傾向を受け継ぎます。最初から不安になるようにデザインされていたわけではなく、たまたま生き残った人の傾向が受け継がれることを「ダーウィンの自然選択」と呼ぶのでした。

生存に有利という点では、不安になりやすい人のほうが、社会的なつながりを持ち、仲間との団結力を高める点や、環境の変化を敏感に察知して適応しやすくなる点も挙げられます。

不安になることで誰かに相談したり、自分を変えるために本を読んでみようとすることが、長い目で見ると種の存続に役立っているのです。

第4章

不安をめぐる勘違い

ここからは不安をめぐる勘違いについて説明します。「不安をなくそう」と、みなさんがよかれと思ってとる方法や考え方には落とし穴があります。順番に見ていきましょう。

原因探しの罠

私たちは、何かことが起こるとそこには原因があると考えます。

親が子どもに向かって「なんで、宿題やってないの?」と言ったとします。文字面だけでは疑問文ですが、要は「宿題をしなさい」という要求です。

宿題をしたくない子どもだったら、

「だって、ゲームのほうが楽しいもん」

「今日は運動会の練習で疲れたから……」

などと言い訳が返ってきます。これはすべて宿題ができない原因を述べています。

大人も医者から、

「コレステロールの値《あたい》が高いのですが……」と言われると、

「最近忙しくて運動する時間がとれないんですよ」

「親も高かったんで家系によるものでしょうか」

とまずい結果になった原因を述べます。

これは自問するときも同じです。

「なぜ今日は便が出ないのだろう」と疑念がわくと、反射的に原因を探します。

「私は消化器が弱いから」

「最近は暑くて食欲が落ちているから……」

誰に説明するわけではなくとも、それらしい回答を考えます。

では、原因が見当たらない場合はどうするでしょうか。

便秘の原因が思い当たらなくても、探し続けるのが人の性《さが》です。

「もしかしたら大腸がんなのではないか」

「自分は知らないうちにストレスをため込んでいるのではないか」

考えられる原因は無数にあるので、あれこれ考えはじめます。

でも、本当は、悪い結果をもたらす原因を探すよりも、良い結果をもたらす要因を探すほうが理にかなっています。便秘の原因がわかっても便秘は改善しませんし、その原因を探している間に体を動かせば、原因はわからずとも、先に便が出て問題が解決する可能性もあります。

原因探しの罠《わな》は身近に潜《ひそ》んでおり、改善の障害になるのです。

ネットに頼ると不安がさらに大きくなる

原因探しにネットを利用すると、ますます不安を拡大させることになってしまいます。

近年は、調べ物をするときにネットを利用する人は多いと思います。ネットで検索をすると次々と情報が出てきてとても便利ですが、不安の強い人にはあまり適しません。

不安になりやすい人がネットで不安から逃《のが》れる方法について調べ出すと、ますます不安になるという状況が生まれるからです。

第3章で取り上げた確証バイアスは、人にはもともと無意識のうちに自分にとって都合のいい情報を拾い集め、それに反するような情報は無視するか、集めようとしない傾向があるということでした。ネット検索エンジンもそのような人間の特性を利用し、人が見たがるものばかりを検索結果に出す仕組みになっています。

不安に駆られて情報を探すときは、たいてい自分の考える不安のストーリーに合うような情報ばかりネットで探すことになり、ほかの情報や視点がシャットアウトされていくため、情報が偏《かたよ》って自分の考えが凝縮《ぎょうしゅく》されていきます。

しかも、パソコンやスマホに向かってネット検索に明け暮れている間は、外部からの刺激がなく、自分ひとりの世界にこもることになります。**不安をなくそうとして不安の情報ばかり集めることで、不安一色の世界をつくり上げてしまう**ことになるのです。

不安になる原因を探すことは不安を強めるだけでなく、一人で原因探しをしている間、膠《こう》着《ちゃく》状態を生じさせることになるのです。自分では「不安から脱けだしたい」と思っていても、実際にやっていることは、とどのつまり、**頭の中を不安で埋め尽くし、その中に居続ける**ことです。

このように、原因探しをすることで不安が不安を呼ぶループにはまり、より不安になってしまうというのは、不安に苦しむ多くの人に共通して見られる傾向です。

想像を現実だと思い込む

「ああなるかもしれない。こうなるかもしれない」という考えは、現実に起こっていることではなく、その人の想像にすぎません。

ところが、不安の沼にはまっている状態の人はそれを「現実」としてとらえてしまいます。

たとえば、社交不安のある人は自分がどう思われているのかを考え続けるうちに、それが事実のように思えてきます。

通りすがりの人が自分を見たような気がして「おかしな人だと思われたのではないか」と考えたり、目の前の人が眉《まゆ》を動かしただけで「自分が何かまずいことを言ってしまったのではないか」「自分は汗くさいのではないか」と勝手に想像力を膨《ふく》らませ、焦《あせ》ったりします。

そのうちに「おかしい人だと思われないように発言に気をつけよう」「自分が臭《にお》わないように制汗剤を使おう」と対処しているうちに「自分はおかしい人だから発言に注意するべき」「自分はくさいから制汗剤なしでは外出できない」と確信に変わっていくのです。

これは統合失調症の妄想とは異なり、**思考と不安感が条件づけられることで、考えるだけでも不安や恐怖を引き起こす**ことによるものです。

この仕組みは催眠《さいみん》術を考えるとわかりやすいでしょう。催眠術師から「あなたはだんだん○○になる〜」と言われ、最初の何回かがそのとおりになったら、次もそのとおりになるだろうと暗示がかかります。

この現象を専門的には**「思考と行為の混同」**（TAF：Thought-Action Fusion）と呼びます。

もし、わが子が死ぬのではないかと恐れている人がいるとしたら、子どもが生きているにもかかわらず子どもを失うことばかり考えてしまいます。本来は子どもを失ったときにだけ味わう苦しみを、子が生きている間に何度も味わうのは、苦しみ損です。

ＴＡＦに陥っている最中は想像と現実の区別がつかなくなっていますが、その状態が一日中続くわけではありません。治療では冷静に考えられるときが来るのを待って、しかるべき行動をとれるようにしていきます。

不安体質は遺伝する？

不安になりやすい体質には遺伝も関係していると考えられています。特に限局性恐怖症の一つである血液外傷恐怖は強く遺伝します。親に社交不安症がある場合は、子どもが社交不安症になるリスクが４〜６倍に高まります。

強迫症の場合は、小児期に発症した強迫症の人の子どもが強迫症になる確率は10倍になることがわかっています。

しかし、これらの病気が必ず遺伝するというわけではありません。

遺伝よりも関連が高いとされるのが生活環境です。

たとえば、**もともと心配性の親は育児においても心配なことが多く**、親が「あれも心配だから、これも心配だから」と怯《おび》えていたら、**その心配は子どもにも伝染してしまいます。**

さらに、子どもが親の対処行動を模倣《もほう》することも考えられます。親がきれい好きで家に汚れを持ち込ませないようにしていたら、子どもも汚れに敏感になって同じような行動をとっても不思議ではありません。親が自分の怖いものをあらかじめ子どもから遠ざけていたら、子どもにとっては慣れるチャンスを逃すことになってしまいます。

確かな研究があるわけではありませんが、筆者の臨床経験上、互いに異なる傾向を持った人が惹《ひ》かれあって夫婦になることが多い印象を受けます。子どもは両親のどちらかの傾向を受け継ぐため、きょうだい揃って同じような傾向を持つことは少ないようです。

たとえ**両親の片方が神経質であっても、もう片方が大らかであれば、プラスマイナスゼロ**です。子どもの一人はその神経質さを受け継ぎますが、もう一人は大らかに育つはずです。

両親どちらかのこだわりに家族全員が付き合っていたとしたら、そのこだわり傾向はより顕著《けんちょ》になるでしょう。

たしかに親の性格や気質はなんらかの形で子どもに影響を与えますが、大人になってからの傾向を親のせいにするのは、いささか理不尽《りふじん》です。

いずれにしても、**変えられない過去に執着《しゅうちゃく》し、原因探しをするよりも、「いま自分をどうするか」「これからどう行動するか」**を考えることのほうが**大切**です。

「不安がない」を目指すと不安になる

醜《みにく》いことを嫌がる人は美しくなりたいと言います。愚《おろ》かであることを嫌がる人は賢くなりたいと言います。では、不安を嫌がる人はどんな人になりたいのでしょうか？

「『不安がある』のだから『不安がない』状態だ」という声が聞こえてきそうです。

もし、本当に不安がない状態にしたかったら、いちばん手っ取り早い方法は死ぬことです。死んでしまえば、少なくとも現在の不安はなくなります。死にたくなければ、脳死や植物状態でも実現できるかもしれません。

しかし、本当に死んでまで不安を取り除きたいと思っているのなら、この本を手に取ることはないはずです。あなたはこの本を読んで、どうなりたいでしょうか？

不安に苦しんでいる人は、目の前の不安のことしか頭にありません。しかし、私たちは不安になるようにつくられているうえ、この世に不安のタネは無尽蔵にあります。

ですから、**一つ不安が消えても、必ずまた別の不安がやってきます**。不安がないことにも不安になってしまうからです。

ここで実験をしてみましょう。タイマーを用意してください。

目の前にピンクの象がいたとします。3分間、この象のことを考えないようにしてみてください。

絶対にこの象のことを考えてはいけないのですよ。

＊＊＊＊＊＊＊＊＊＊＊＊＊

さて、3分間はいかがでしたでしょうか？

考えないようにと言われ、考えないようにしたつもりが、逆に気になったのではないでしょうか。

周囲を見回したりして、一時的には象から気がそれるものの、「なんでピンクの象なんだ。この実験にはどういう意図があるのだろうか。まだ3分経たないのか」などと関心が戻ってきてしまったはずです。

これは車の運転をしているときに、ガードレールにぶつからないようにしたいがあまり、ガードレールばかり注目し、よけいに近づいてしまうのと似ています。これと同じように、**不安になりたくない人は不安のタネを探して、不安に自ら近づこうとしてしまいます。**

道路のカーブでガードレールに激突するのを防ぎたければ、ガードレールではなくカーブの出口に注目するのが良策です。不安につかまりたくなければ、出口、すなわち自分の道すじを決めなければなりません。

精神科を受診する人にどうなりたいのかを尋ねると、口々に「普通になりたい」と言います。

普通に見える人とは、自分が普通であるかどうかを気にしていないから普通に見えるのです。普通を意識している人は、その時点で普通ではないことになってしまいます。

もちろん、自分が普通だと思っている人は精神科を受診しようとは思いませんし、普通ではない自分をなんとかしたいから受診するわけです。

診察のなかでは普通とはいったいどういうことなのかを具体化し、**自分が近づきたい方向に注目する**ようにします。その理由は、無視することよりも注目することのほうがはるかに簡単だからです。

不安のタネが多ければ多いほど不安になる？

一般に、不安のタネが増えれば増えるほど不安が強まると思われがちですが、実際はそうではありません。

不安にとらわれている人は、不安のタネ1個につき不安が1あるとしたら、不安のタネが100個あれば不安も100になると思っています。しかし、もし本当に不安のタネが100個あったとしたら、100種類の不安を覚えていられるでしょうか？

たとえ不安のタネが100個あったとしても、覚えていられるのはせいぜい両手で数えられる程度でしょう。**人はすべての不安に均等に注目しているわけではなく、とくに気になるものだけに集中して注目している**のです。

自分では正確に判断しているつもりでも、客観的には矛盾《むじゅん》だらけだったりします。たとえＡＩが論理的に「正しい」判断をしたとしても、人である限り、納得できないこともあるのです。

これを身近な例に置き換えて考えてみましょう。

デパ地下を歩いているときに、試供品として1個100円のチョコレートをタダでもらえたとします。あなたがチョコレート好きであれば、これはうれしいサプライズです。

では、もしそれが1個1000円のチョコレートだったら、喜びの量は変わるでしょうか？

たしかに1000円のチョコレートがもらえたときの喜びは、100円のチョコレートをもらったときと比べて若干《じゃっかん》強まるでしょうが、金額と同じように10倍にはなりません。

次の割引のケースではどうでしょう。

もし、あなたがスーパーで買い物をしているときに、いつも買っている牛乳がたまたま1割引きになっていたらどのように感じますか？

なんだか得をした気になりますし、いつもより多めに買うことも考えてしまいます。

では、カーディーラーに車を買いに行ったとき、「あいにくご希望の車種は納車に1年以上かかってしまいますが、こちらの車種なら、1000万円する車が今なら1割引きで買えますよ」と言われたらどうでしょうか？

100万円も安くなるのはたしかにお買い得ですが、900万円の車も1000万円の車もたいして変わらないように感じます。普段は節約している人でも、車のような大きな買い物をするときは数万円の差は無視して、あれこれオプションをつけてしまうことはよくあります。

これは私たちがある対象の価値を評価するときに、絶対評価ではなく、相対《そうたい》評価で決めているからです。**相対評価をするなかで本来の価値が過小評価されることを、行動経済学では「価値割引」と呼びます。**

たとえば、車の価値を評価するときは、その人が基準とする車と比較しながら価値評価をしています。車愛好家であれば、多少燃費が悪くても自分の好きなデザインの車を基準とするでしょうし、雪国に住んでいる人であれば、雪道を走りやすい車を基準とするかもしれません。

このときの基準となる車が参照点となるわけですが、その車が軽自動車なのかリムジンなのかは個人差があります。軽自動車に乗り慣れている人からすると、小回りがきかない四輪駆動は魅力が半減するかもしれません。このように参照点と比較するときに、本来の価値が割り引かれることになるのです。

価値割引は、その人の持つ価値観と強く結びついています。価値が割り引かれるということは、その人にとっての優先順位が低いということになりますし、市場よりも高い価値評価をしているということは、優先順位が高いということになります。

価値評価はつねに変動するので、若い頃はデザイン重視で洋服を選んでいた人が年をとるとともに洗濯しやすい素材や汚れが目立たない色を重視するようになるといった変化はよくあります。

「今はこれが大事」と思っている価値観があるとしたら、知らず知らずのうちに割引されてしまった価値観もあるのです。

おまじないや宗教に救いを求める

たとえば受験生が合格祈願をしたり、お寺の常香炉《じょうこうろ》の煙を頭からかぶったり、「落ちる」などのタブーワードを避けたりするように、誰しも心配事があるときに神頼みやゲン担ぎをすることはあると思います。

あるいは、「大丈夫！」「なんとかなる」と自分にとって安心できる言葉を、自身に言い聞かせるという人もいるでしょう。「不安を消すおまじない」「不安がなくなる呪文《じゅもん》」なども人気のようです。

「信じるものは救われる」という言葉もあり、ゲン担ぎやおまじないに頼ったり、パワーストーンや勝負服を身につけたりすることで、心が落ち着き安心できるのであれば、それにこしたことはありません。

このような縁起《えんぎ》担ぎは**迷信行動**《めいしん》と呼ばれ、人だけでなく、哺乳類《ほにゅう》や鳥類でも見られます。

有名なのは心理学者のスキナーによるハトの実験です。実験室の中に入れられたハトは、定期的にエサが出てくるにもかかわらず、エサが出てくる直前にしていた行動をくり返すようになります。

サッカーの試合などで、自分がたまたま見ていなかったときにひいきにしているチームが勝つと、自分が見ると負けるのではないか、と勝手に因果《いんが》関係を推測してしまうのも迷信行動です。

迷信行動が成立するための条件は、自分がとった行動の直後に結果が伴うことです。さすがに1年前の自分の行動のせいで、今、ひいきのチームが負けたとは誰も思わないでしょう。

当たり前ですが、迷信行動は根本的な解決にはなりません。ゲン担ぎをするアスリートも必ず練習をして試合に挑《いど》みます。しっかり練習をしたうえで、ゲン担ぎをすることで安心を得られるのだとすれば、それは「神様や不思議な力の存在を本当に信じている」というより、「信じることの力を信じている」ことになります。

お寺で煙をかぶったら本当に頭がよくなると真面目に信じている受験生はまずいないで

しょう。それでもやらずにいられないのは、安心して実力を発揮するためです。

このように、**「神様という存在や不思議な力が本当にあると信じること」**と、**「信じるという行為自体の価値を信じること」**は異なります。

安心したい気持ちにつけ込まれると、お布施《ふせ》や献金、マルチ商法などのトラブルに発展し、家庭崩壊になりかねません。金銭のやりとりを伴う迷信行動は遅かれ早かれ家族も気づきますが、勝負パンツや心の中でのおまじないといった自己完結している迷信行動は、誰にも気づかれないままマイルールとして定着することがあるのです。

うつの人はゲン担ぎやおまじないを信じない

うつ病になると、神頼みやおまじないのようなことを簡単には信じなくなります。神頼みで安心できるのは、自分の能力を過大評価しているということでもあるからです。それを示すこんな研究結果があります。

うつ病と診断された人と一般の人に対して、それぞれ自身の能力や将来について自己評価をするテストをおこなったところ、うつ病の人のほうが自分の能力を正確に評価できていました。

一般の人は自分の能力を実際よりも高く評価しており、自分はよい結果を残すはずだという根拠のない自信を持っていることがわかったのです。受験生を例にすると、「自分の実力よりランクが上の学校」であっても「神頼みもしたし自分はきっと受かる」と信じることができるということです。

一方の**うつ病の人たちは、自分は必ず失敗するはずだというネガティブな結果を予測**します。

その理由としては、うつ病の特徴の一つでもある自責感が影響していることが考えられます。

「自分のせいでまわりを不幸にしている」だとか「自分さえいなければもっといい結果が伴ったはず」と自分の責任を直視することで、自分自身の能力や将来に対しても過信することなく、冷静に判断できるのです。

健康な人や不安になりやすい人は、良くも悪くも他人や環境のせいにしがちです。体調や疲労、ストレスのせいにできるということは、それさえなければ自分はもっとうまくやれると高い自己評価をしていることにもなります。まわりのせいにしている間は自分を責めずにすみますが、自分が変わることにはつながりません。

抗不安薬は不安を取り除いてくれる?

人の不幸で商売している点では、精神科医やあやしい宗教団体、霊能者もみな同じです。ネット通販で不安を取り除く魔よけのキャンディーが売られていたら詐欺《さぎ》だと気づきますが、抗不安薬は飲んでみたくなります。

先述した迷信行動のうち、医師が関与しているものの一つが頓服薬《とんぷくやく》です。パニック症の人はパニック発作が起きたときに備えて、お守りのように頓服薬を持ち歩き、災害に備えて薬を備蓄します。**頓服薬の有無とパニック発作の出現には何の因果関係もありませんが、頓服薬を手放せなくなってしまう**のです。

不安になりやすい人によく処方されるのが、抗不安薬です。**抗不安薬という文字から、不安を取り除く薬のように見えますが、実際は催眠鎮静剤**です。内服していると、怖いものがあっても、自分のしたいことを優先しやすくなるのが特徴です。

抗不安薬については猿を使った実験があります。

強いボス猿と劣位《れつい》の弱い猿をケージに入れたまま、お互いが見える位置で向かい合わせます。弱い猿だけにエサを与えても、ボス猿が怖いので手をつけようとしません。そこで、弱い猿に抗不安薬を飲ませると、目の前でボス猿が威嚇《いかく》していたとしても、ボス猿そっちのけでエサが食べられるようになります。

怖いことがあると、エサを食べるといった自発的な行動が止まってしまうのは人も同じですが、抗不安薬を飲むと自分のしたいことを優先できるようになるのです。

抗不安薬はアレルギーや吐き気などの副作用が少なく、誰にでも使える比較的安全な薬です。不安になる人の役に立つよう開発された薬ですが、**不安になるたびに飲んでいたらきりがありません。**さらに人によっては耐性が生じ、飲めば飲むほど薬の効果が減るようになります。このようになった人は**薬が手元にないことが不安の原因になり、最終的には依存症になります。**

このようなことが生じるのは精神科の薬だけに限りません。睡眠薬はもちろん、漢方薬や痛み止め、湿布《しっぷ》、内科の薬、市販薬でも同じことが起こります。

薬だけでなく、**医師の「あなたは大丈夫ですよ」という一言に依存することも**あります。診察室という密室で悩みを告白したあとに「あなたなら大丈夫！」というお墨付きをもらえると、次の診察日まで、なんとかなりそうな気がしてきます。この仕組みは宗教やカルト教団とも共通しています。

これは先述した迷信行動の一つであり、迷信行動は薬の種類によって生じるのではなく、行動から結果が出るまでの時間的な近接性によって生じます。**依存しやすい薬に共通しているのは、効果がすぐに感じられる即効性がある**ことです。

もし痛風《つうふう》を防ぎたければ、高尿酸血症《こうにょうさんけつしょう》の薬を飲むことが最も効果的ですが、痛いときにだけ飲む痛み止めのほうが効いた感じがするのは、内服してからすぐに効果が感じられるためです。内服と効果を実感するまでの時間が短ければ短いほど、強い因果関係を見出してしまうのです。

薬や医者に依存するようになると、患者さんは頻繁《ひんぱん》に受診します。患者数を増やすために薬をたくさん処方する悪徳医者がいるのも事実ですが、長期的な見通しがないまま、とりあえず薬を出すことをくり返すことで、結果的に患者さんを依存状態にさせてしまっている医者も多いのが現状です。頓服薬を常用することには注意が必要です。

抗うつ薬は不安に効くのか？

飲めば不安がピタリとおさまる。そんな薬があればいいのですが、残念ながらそのような特効薬はありません。先述した抗不安薬のように不安の症状に効果のある薬はありますが、市販されていないため、医師による処方が必要になります。

パニック症や全般不安症、社交不安症などの不安症と強迫症の治療薬として使われるのが**「抗うつ薬」のSSRI（選択的セロトニン再取り込み阻害《そがい》薬）**です。

不安やイライラ、抑うつ、不眠などの症状は、脳内の神経伝達物質であるセロトニンやノルアドレナリンなどの働きの不調から引き起こされると言われています。

SSRIは、神経細胞から一度放出されたセロトニンが細胞に再度取り込まれるのを阻害し、脳内のセロトニン濃度を上昇させ、神経伝達をスムーズにすることでセロトニンの働きを強め、うつや不安を改善すると考えられています。

かといってSSRIによって、不安を完全に消せるわけではありません。SSRIを内服するメリットは、不安感受性を下げることにあります。人が一人1個ずつ不安をためておける器《うつわ》を持っているとしたら、**SSRI内服前はおちょこサイズだった器が、内服するとどんぶりサイズまで不安をためられるようになります。**不安感受性だけでなくイライラ感も抑えてくれるため、SSRIを飲むことで部下を怒らずにすむようになったという人もいます。

デメリットは**効果を発揮するまでに時間がかかる**ということです。飲みはじめてから1カ月程度で効果を実感できるようになります。

副作用として、飲みはじめに吐き気や、眠気、自律神経系の不調が出ることもありますが、大半は1週間くらいで自然に消失します。また長期間内服している人が急に中断すると離脱症状が出ることがあります。

もし、あなたが病院で処方された薬を服用しているにもかかわらず、「不安感が少しも消えない」「薬が全然効いてないから、もっと増やしてほしい」と感じているとしたら、薬の効果が十分に発揮されていない可能性があります。

薬の種類が症状に合っていない場合だけでなく、薬の量が問題である場合もあります。いろんな種類の薬をたくさん飲んでも、効果が増すどころか、薬同士が干渉しあい、効果を減少させることのほうが多いのです。

薬に心配がある人は漢方薬を好んで飲むことがありますが、どちらも薬であることには違いがありません。一般的に漢方薬は複数の薬を組み合わせるので、薬の種類が増えやすい傾向があります。

薬の効果は個人差があります。まだ試したことがなければ、精神科医に相談してみてもよいでしょう。

お酒で不安をまぎらわす？

ストレスや不安を感じると、お酒を飲んで忘れようとする人も少なくありません。ちょっとした憂さ晴らしなら適度な飲酒で発散することも可能ですが、**不安になりやすい人やうつ病の人にはアルコールがマイナスに作用することが多い**とされています。

アルコールには不安を和らげる効果があるため、お酒を飲むと一時は気持ちが晴れますが、数時間経ってアルコールの効果が切れて酔いから覚めると、その反動としてより強い抑うつや不安を感じるようになるのです。

また、不安を抱えていると、寝つけなくなったり途中で目が覚めたりしてよく眠れなくなるため、アルコールの力を借りようとする人もいます。

ですが、お酒を飲むと寝つきがよくなるものの、睡眠が浅くなったり、夜中に目が覚めやすくなったりして、睡眠の質を低下させます。

しかも、アルコールは一部の薬の効果に影響を及ぼすため、**飲酒と同時に睡眠薬を服用することは危険**です。ふらつきや転倒、意識障害などの困った副作用を引き起こすこともあります。

飲酒と抗不安薬を同時に服用するのも、効きすぎる場合があるので注意が必要です。

お酒で不安に対処しようとすることの問題は、**飲酒が不安から逃れようとする「回避行動」にあたる**ことです。

お酒を飲むと一時的に気はまぎれても、問題点が解決されていない以上は、酔いが醒《さ》めれば再び不安や憂うつな気分にさらされることになります。その不快な気持ちから逃れようとして再度飲酒し、節制できない自分が恥ずかしく、嫌気がさしてきます。そのような現実から目をそらそうとしているうちに、アルコール依存症になることも珍しくありません。

社交不安症やうつ病などではアルコール依存症のリスクが高まるとされています。特に社交不安症の中でも人前でスピーチや演奏したりする人は、人前に出る直前の緊張を和らげるために一人で飲酒しているうちに、依存症になってしまうことが多いのです。

お酒は悪者にされがちですが、一方では人間関係を円滑にする作用もあります。誰かと一緒のときにだけ飲むのであれば、そこまで飲酒量は増えません。薬と同じように、自分が何のために飲んでいるのかを知ったうえで、効果的に利用することが望ましいでしょう。

人は年をとるほど不幸になる？

多くの人は、「年を重ねるほど体のおとろえを感じ、痛みも増える。年をとるのは下り坂だ」と考えます。しかし、実際にはそうではないことを研究結果が裏づけています。

スタンフォード大学の社会学者ローラ・カーステンセンの研究チームは、18〜94歳までの約200人を対象に、日々の暮らしにおける感情的体験がどのようになっているのかを長年にわたって追跡しました。対象者にポケットベルを持ち歩いてもらい、実験者はそのポケットベルをランダムに鳴らしました。ポケットベルが鳴った対象者は、そのとき、その瞬間に感じている情動を感情のリストから選択し、回答しました。

高齢者は不幸な情動ばかり選ぶだろうと予測されていましたが、結果は反対でした。年を重ねることでより不幸になるどころか、ポジティブな感情が増えていました。**高齢者は不安や怒りを感じにくくなり、喜びや楽しみといったポジティブな情動を多く経験していること**がわかったのです。

またこの研究から、人生でいちばん不安やストレスを感じるのは受験期であることもわかりました。10代後半から20代にかけては、その後の人生を大きく左右する決断をしたり、他人と競争をしたりします。ここで失敗したら後がないように感じても無理はありません。

若者と高齢者の間で情動の感じ方に違いが生じるのは、人生の残された時間の長さが影響すると考えられています。自分の余命があとわずかであれば、他人のささいな失敗に怒っている暇はありません。過去や未来のことよりも、今、この瞬間に自分が感じる「おいしい」「きれい」「うれしい」などの情動に目を向けるようになります。

幸福感とは、「自分は幸せだ」と思ったその瞬間に感じるものであって、過去の体験から意図的に見出したり、未来から先取りして味わったりすることはできないのです。

一方で、中高年期に不安に苛《さいな》まれる人がいるのも事実です。

先ほどのローラ・カーステンセンの研究でも、ごく一部ですが、年を重ねてもずっと不安や心配を抱え続けている人がいることがわかっています。その理由としては、若いときから不安感受性が高かったり、もともと心配しやすい気質を持っていることが考えられます。

いずれにしても、**年をとるほど不安にならない人が増えていく**、ということです。こうした事実を知ることで、あなたの不安に対するとらえ方も変わってくるかもしれません。

自分にはネガティブなことばかり起きている？

ローラ・カーステンセンの研究結果によれば、人は年を重ねるうちに、自分の人生に対する充足感を持ちながら幸せに生きられるようになる、と考えることができます。

しかし、読者のみなさんの中には自分は例外のように感じられる人も多いはずです。自分のまわりではネガティブなことばかり起きているように感じるのはなぜでしょうか。

その理由は、ローラ・カーステンセンが用いた研究手法に隠れています。研究では、対象者のポケットベルがランダムに鳴り、実験者が今の情動を尋ねてくれます。

あなたには、あなたが今どのように感じているのかを尋ねてくれる人が身近にいますか？**幸せな体験は不幸な体験に埋もれてしまいがち**です。幸せを感じているその瞬間が過ぎてしまうとなかなか思い出せないものです。

ここで実験してみましょう。

過去1週間を振り返って、どんな小さなことでもいいので「楽しい、うれしい」と感じたことを思い出してみてください。

幸せを感じた瞬間を思い出せましたか？

まだ1週間も経っていない、鮮度の高い幸せな体験ですら、思い出すのに苦労したのではないでしょうか。

いま、あなたが思い出すことができたのだとしたら、それはこの本で急に質問され、回顧したからです。もし、誰にも質問してもらえなかったら、完全に忘れ去られてしまったかもしれません。

幸せな体験を増やしたかったら、まずそれを話す相手をつくるのが近道です。

自分がうれしかったことを他人に説明しようとすると、そのときの体験を思い出しながら話すことになるので、**うれしかった体験を追体験することができます。**

相手が「そんなことがあったんだ。それはよかったね」と反応してくれると、その体験が「よかった体験」として記憶に強く刻まれます。これは一種の自己暗示です。

これと真逆のことをおこなっているのが精神科医や心理士です。精神科医や心理士もポジティブな体験の話し相手になりうるのですが、診察やカウンセリングの中では困っていることことを話すのがお決まりになっています。

「何か困っていることはありますか？」から始まる会話は、「あれもできない。これもできない」という返答を引き出し、終始ネガティブな話題にフォーカスしてしまいます。

そのような状況を受けてか、最近は心理の業界でもポジティブな情動に注目する技法が人気です。

その様子は、治療者自身がポジティブなことに目を向けたがっているようにも見えるのですが、それだけ診察室やカウンセリングルームがネガティブな話ばかりになっているということでしょう。

精神科医や心理士にも最近どのような幸せな体験があったのかを聞いてみたいものです。

日本は不安になりやすい環境？

本来、年をとればとるほど幸福度が増すはずなのに、不安だらけの毎日だと感じる理由として、

1　ポジティブな体験は鮮度が命なので、忘れられやすい

2　ポジティブな体験をより強固にするためには話し相手が必要である

この2点を述べました。

子どもの頃は、七夕の短冊に願い事を書かされたり、楽しかったことをテーマに作文を書かされたりしますが、40代以降のよもやま話は病気や老化現象、親の介護の話題が中心です。目の前の相手にいかに自分が恵まれているかを話すより、自虐的な不幸ネタを話す人のほうが共感されやすい現実があります。

同時に、年をとると話し相手も減っていきます。親が高齢になると会話が噛み合わなくなり、非婚化・少子化・核家族化などで一緒に生活する人の数が減り、唯一《ゆいいつ》の家族が無口だったり、ネットを見ていたりするだけで孤独になってしまいます。

これはまさに、不安になりやすい条件が揃っていることになります。

その根拠となりうる比較文化人類学の面白い研究があります。

世界中のさまざまな地域に住む部族を調べると、年配者が若作りする地域と、実年齢よりもさらに老けて見えるようにする地域が混在していました。わざと老け見えするようにしている地域では、白い髭《ひげ》を長く伸ばし、白髪に染めることすらあったのです。

このように年齢を多くサバ読みする地域は、いずれも生きることが大変な環境で平均寿命が短いという共通項がありました。年寄りであることは、過酷な環境下で生き延びることができたというステイタスだったのです。

逆に**若作りする地域は平均寿命が長く、誰もが高齢者になれるので、他者との競争に重点が置かれていました。**

今の日本はおそらく後者でしょう。若者に向かって「良きにはからえ」とだけ言っておけばよかった時代は過去のことです。収入を確保するためには若作りをして、若者よりも役に立つ人間であることを証明しなければなりません。

年をとっても不安になっているということは、安全・安心な場所で若々しく生きている証拠でもあるのです。

「不安にならない」という目標は間違い

「不安がなければいい」

「ストレスがなければいい」

「嫌なことは考えないようにしたい」

心配事があったり、忙しくて疲れているときは、このようなセリフが口をついて出ますが、「ストレスや不安がない状態」とは具体的にどのような状態を指すのでしょうか。

「××する」と違い、「××しない」は行動ではありません。

行動分析学者のマロットは、**「死人でもできることは行動ではない」**と定義しました。これを踏まえて、ある状態を指す表現が行動であるかどうかの指標となる「死人テスト」をしてみましょう。

やり方は簡単です。その行動は死人でもできるかどうかを考えてみるのです。たとえば、「急いでいるときに、コンビニのレジで前の人がお財布を取り出すのにモタモタしていると、ついイラっとしてしまう。でも、そういう余裕のない自分は嫌だから、小さなことでイラっとしないようにしたい」

さて、「イラっとしない」は死人でもできるでしょうか。

死人はレジで待たされても「イラっとしない」ので、「イラっとしない」は行動ではありません。

不安やストレスも同じです。「不安もなければストレスもない」というのは、もはや死んでいるのも同然だということです。

「不安にならない」とか「イライラしない」とか「落ち込まない」とか「あれこれ考えない」とか、死人でもできる「しない」ということを目標にすると、そのために何をしたらよ

いのかがわからなくなってしまいます。

「××しない」状態を目指すのは、死人になるのと同じくらい難しいことなのです。

そこで、**目標は「××しない」を「○○する」というように肯定文にしてみましょう。**

ダイエットしたいときに「間食しない」「甘いものを食べない」という目標を掲げがちですが、目の前のお菓子をひたすら我慢《がまん》するよりも、お菓子以外の物を食べるようにしたほうが、成功率が上がります。大学受験時に志望校を「○○大学以外」とするよりも、「△△大学」と決めたほうが合格率は上がるでしょう。

「お酒を飲まない」を「○○する」という肯定文にするとしたらどのようになるでしょうか?

人によっては「ノンアルコールビールを飲む」になるかもしれませんし、「料理の腕をみがく」や「友人との会話を楽しむ」になるかもしれません。

「不安にならない」ではなく、「自分は○○をする」。

その答えは人それぞれで、「××しない」と比べるとワクワクしてきませんか?

不安は共依存の関係を生みやすい

不安にとらわれることで起こる問題の一つに人間関係があります。不安になりやすい人は、家に引きこもって他人とのつながりを絶ってしまうこともありますが、たいてい一人ぐらいは話を聞いてくれる相手がいるものです。不安などのネガティブな感情を他人に話すことで苦痛は軽くなります。

話を聞いてくれる相手がいるにこしたことはないのですが、**気をつけたいのが共依存の関係に陥《おちい》ってしまうこと**です。

優柔不断《ゆうじゅうふだん》な人が何かを決断するために優柔不断な人に相談したところで、優柔不断であることには変わりありません。

心配性の人が「私は病気かもしれない」と思ったとき、心の底では誰かから「それは気にしなくてもいいんじゃない」と言ってほしいのに、相手から「私も病気かもしれない」なんて返ってきたら、よけいに不安になります。

特に血のつながった親子は同じような気質を持っている可能性が高く、不安になりやすい者同士でお互いの不安を増強し合います。

心配性の子どもが今の自分を変えるべく、何か新しい挑戦をしようとするとき、親のほうが心配になって子どもの新しい試みを牽制《けんせい》してしまうことがあります。これでは大切な人の成長の足かせになってしまいます。

これは自助グループなどでも見られる光景です。同じ悩みを持つ人がグループになると、自分の病歴の長さや症状の重さを自慢《じまん》するようになり、薬や医者の情報交換をして、結局現状を変えるのは後回しになってしまいます。話すことで一時的にスッキリしますが、そのせいで現状を変えるタイミングを逃《のが》すことになってしまうのです。

共依存関係は似ていない者同士でも成立します。

もともと怖がりだったり、不安感受性の強い人は、他人に依存しやすい傾向を持っています。一人でいるのが不安なせいで、理不尽な要求に応じてしまったり、暴言や暴力を受けてでも誰かと一緒にいようとします。

この関係性は、要求する人vs.応じる人、ボケ役vs.ツッコミ役というように役割が固定するのが特徴です。

共依存すると、同じような出来事がデジャブ（既視感）のようにくり返されます。**困ったときに相談する相手が決まっていて、その結果何も解決せず、喧嘩《けんか》になることも多いのに、また同じ人に相談してしまうのであれば要注意**です。

そのような状態の最中にあるときは、自分が相手と共依存しているとは思いもよりません。どちらかが変わろうとしたとき、相手と距離を置いたときに、この関係性はおかしいのではないかと気づくことが多いのです。

ただし、共依存の関係が夫婦間で起こっている場合は、いちがいに時間の止まった状態が悪いともいいきれません。

人は目の前の不安にとらわれているときには、ほかの不安や心配事が気になりません。目の前の問題が何であったにせよ、夫婦で集中して話し合っている間は、お互いにそのことだけに集中し、ほかの心配事が見えなくなります。

夫婦で共依存していると、二人だけの世界に没頭《ぼっとう》することになるので、浮気や嫁姑問題、親の介護や相続などの他の問題が入りこむ隙《すき》がなくなります。

一緒にいる時間が長いとまわりには仲のいいカップルに映りますし、本人もそれを望んでいたりするので、ある意味、幸せといえるのかもしれません。

第5章

自分でできる不安の対処法

ここまでを振り返ると、不安に関する病気や不安になるメカニズム、そして、不安から逃れようとしてかえって不安を増大させてしまう誤った行動についてお話をしてきました。

ここからは、今の状態を抜け出し、問題を改善させるための具体的な方法に触れていきます。

方法の中には、医師や心理士といった治療者の指示のもとでおこなうものと、本を読みながら自分で取り組めるものがあります。ご自身の問題に役立ちそうな方法が見つかったら、試してみてください。

医療機関での不安の治療法

不安を訴える人に効果が認められている治療法はおもに「薬物療法」と「認知行動療法」です。

前者の「薬物療法」は医師による処方が必要なので、精神科の病院やメンタルクリニックに通いながらおこなうことになります。

後者の「認知行動療法」は本人が自ら取り組むものです。

精神科医や心理士といった専門家の指導を受けながらおこなうことが望ましいですが、認知行動療法を提供している医療機関は少ないため、精神科ならどこでもいいというわけではありません。専門家の力を借りる場合は、インターネットなどで実施している医療機関を探す必要があります。

近所に認知行動療法をおこなっている医療機関がないという人や、「不安は強いけど、病院で診てもらうほどではない」という人は、まずこの章で紹介する方法を参考にしてみてください。

【薬物療法】

パニック症、全般不安症、社交不安症、身体症状症（病気不安症）、強迫症に有効な治療薬が「ＳＳＲＩ」（選択的セロトニン再取り込み阻害薬）です。日本では、フルボキサミンマレイン酸、パロキセチン、セルトラリン、エスシタロプラムの４種類が承認されていますが、効果はどれも同じです。

ＳＳＲＩは脳内の神経伝達物質であるセロトニンを増やす働きがある、抗うつ薬です。うつ病の治療にはもちろんのこと、内服していると不安や恐怖を感じにくくなるので、月経前緊張症候群（ＰＭＳ）や歯の食いしばりなどでも使われます。

ＳＳＲＩは効果が認められている薬ですが、これだけで完全に治せるわけではありません。

ＳＳＲＩは**不安や恐怖をある程度は緩和《かんわ》させることが可能ですが、思考回路や行動を変えられるわけではありません。**

根本治療のためには、内服と同時に生活を変えていくことが不可欠です。

「抗不安薬」と呼ばれる薬の中で、ベンゾジアゼピン受容体に作用するものは内服後30分で効果があらわれます。パニック発作が起こったとき、起こりそうなときの頓服《とんぷく》として使われますが、**依存性があります。**

ベンゾジアゼピン系の薬は睡眠薬として使われることもあります。ベンゾジアゼピン系の薬は耐性がついてしまうので、だんだん効かなくなってきて使用量が増えてしまうほか、高齢者にとっては転倒のリスクなどもあります。

「抗精神病薬」は統合失調症の薬です。抗精神病薬を飲んでいると恐怖条件づけがつきにくくなる作用がありますが、副作用も多く、すでに不安になっている人が内服してもあまり意味がありません。

こうした事態を避け、適切な治療を受けるためには、治療実績の豊富な専門家を探すことが大切です。

【認知行動療法】

認知行動療法とは、認知科学と行動科学の知見を臨床に応用した治療法です。科学的根拠（エビデンス）に基づき、**物事のとらえ方（認知）や行動に働きかけて、日常生活や習慣の問題を解消していきます。**

認知行動療法の特徴は、**患者さんが変わることに重点を置いている**ことです。過去のトラウマを分析し、その解釈を話し合う精神分析とは、この点で異なります。

精神分析では、患者さんが治療者に治療してもらうという上下関係が生じます。一方、認知行動療法では、患者さんは患者さん自身の専門家として、自分自身の状況を把握《はあく》して、自ら行動を変えていくようにします。

認知行動療法は精神疾患だけでなく、糖尿病などの生活習慣病、慢性疼痛《まんせいとうつう》といった幅広い病気の治療において効果があることがわかっています。

薬物療法は医師が診断し、薬が必要だと判断される人に対してのみおこないますが、認知行動療法は不安のレベルに関係なく誰でもおこなうことができます。

なお、本書で紹介する対処法は、認知行動療法の基本的な考え方やアプローチ法を踏まえ、よりわかりやすく、かつ実践《じっせん》しやすいようアレンジしたものです。

行動がなにか一つ変わるだけで十分なので、細く長く取り組むことが肝心《かんじん》です。

自分の状態を点数化する

ここからは一人でもできる不安の対処法を紹介していきます。

まずやっていただきたいのが、自分の状態を点数化することです。

ダイエットをするときは、ダイエットをする前に体重を測ります。ダイエットをする前の状態を記録しておかなければ、そのダイエット法に効果があったのかがわかりません。

現状を客観的に把握するために数値化し、何かに取り組んだ前後で比較・分析するのは気分や心理状態も同じです。

まず**現在の自分の気分点数をつけてみましょう。**

図5を参考に、今、この瞬間での自分の状態を総合的に判断すると何点ぐらいになるでしょうか？

ここで大切なのは気分点数を上げることではなく、**この点数が日々どのように変化するのかを観察すること**です。今、つけた点数が明日のあなたの気分を測るための基準となります。

図5 気分点数のグラフ

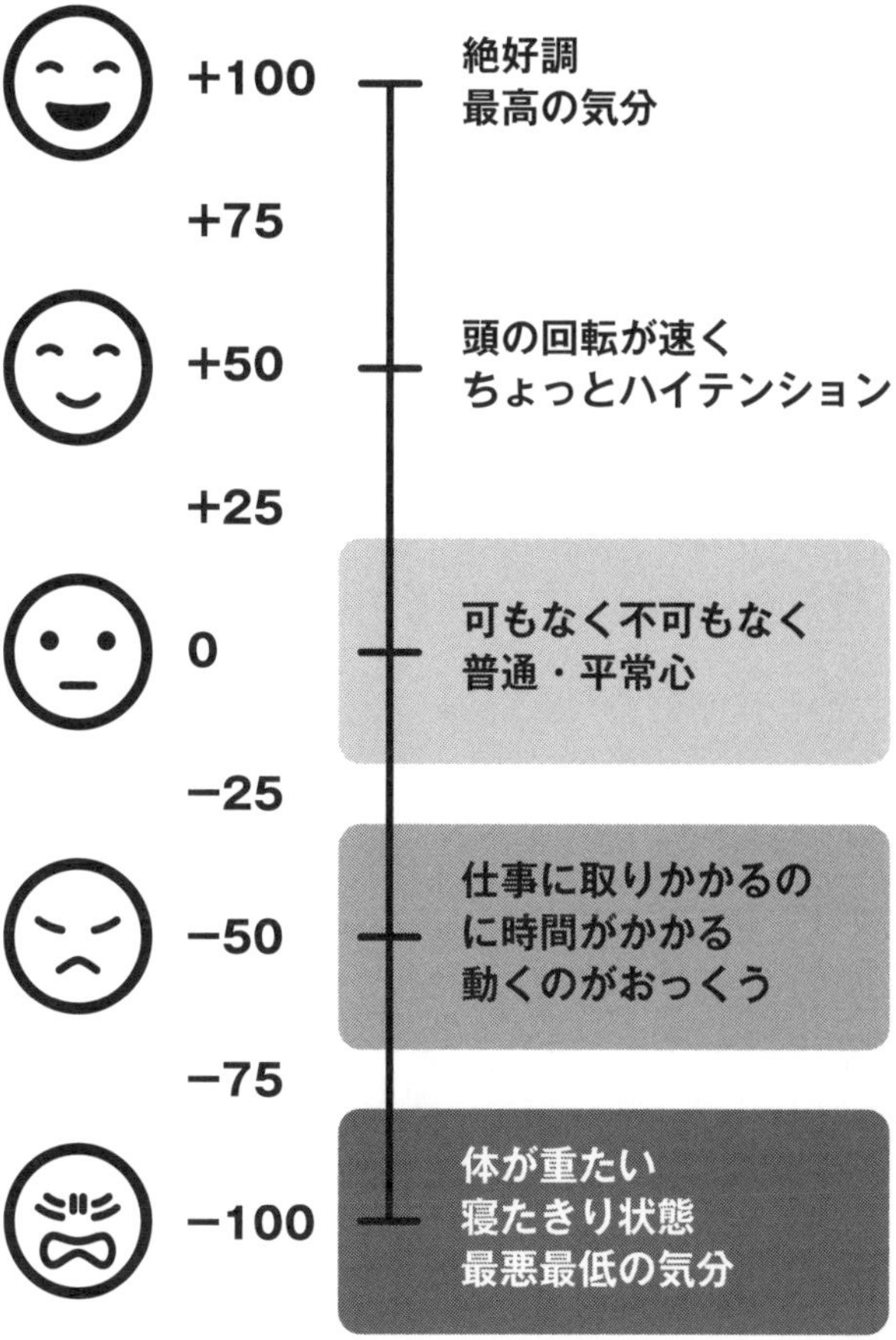
+100
絶好調
最高の気分
+75
+50
頭の回転が速く
ちょっとハイテンション
+25
0
可もなく不可もなく
普通・平常心
−25
−50
仕事に取りかかるの
に時間がかかる
動くのがおっくう
−75
−100
体が重たい
寝たきり状態
最悪最低の気分

セルフモニタリング——行動記録

自分の状態が点数化できたら、次は行動を記録する「セルフモニタリング」をしてみましょう。

気分点数が一日の中でどのように変動しているのか、自分がどのような生活を送っているのかを客観視するのが目的です。

本書では、1週間分のセルフモニタリングシートとその記入見本を載せています（図6−1、6−2）。これをコピーして使っていただくこともできますし、これを参考にしてスケジュール帳やスマホの日記アプリなどで記録することもできます。忙しくて毎日記録をつけるのが難しい人は、一日おきにしてもよいでしょう。

ご自身の生活の中でどうしたら継続できるのかを考えて、工夫してみてください。

重要なことは、同じ形式で毎日記録し続けることです。会社の業績を評価するための会計報告は、毎年同じ形式であるからこそ、年度ごとの違いに気づくことができるのです。

睡眠の問題を抱えている人は睡眠時間、ダイエット中の人は体重や間食した時間、痛みや身体の不調を感じている人は痛み止めのような頓服薬を飲んだ時間なども記録しておくとよいでしょう。

そして、**「不安を感じた場面」**や**「どんなときに不安を感じているのか」**だけでなく、**起床時間や就床《しゅうしょう》時間、楽しかったことなど、自分の困り事とは無関係の出来事も記入することが大切**です。

こうして「記録して振り返る」というセルフモニタリングをしばらく続けると、自分の思考や行動のパターンが見えてきます。

おそらく、まず気がつくのは、**つねに不安を感じているようでも、実際には、不安を感じる時間は案外限られている**ということです。どんなに不安の強い人でも、24時間３６５日ずっと不安を感じているわけではありません。

また、記録をたどることで、「同じ悩みをくり返し思い浮かべて不安になっている」あるいは「数日前の悩みは意外と忘れていて、新しい悩みに置き換わっている」などといった、その人の傾向が見えてきます。

セルフモニタリングによって、**自分の傾向に気づけたら、今後の予測ができるようになり**

図6－1　1週間セルフモニタリングシート

日付		/	/	/	/	/	/	/
曜日								
行事予定								
頭に浮かんだこと 気がかり・気づき等								
気分点数	朝							
	昼							
	夜							
1日の活動（起床・食事・服薬・外出・入浴・就床・入眠・発作・儀式）	5:00							
	6:00							
	7:00							
	8:00							
	9:00							
	10:00							
	11:00							
	12:00							
	13:00							
	14:00							
	15:00							
	16:00							
	17:00							
	18:00							
	19:00							
	20:00							
	21:00							
	22:00							
	23:00							
	0:00							
	1:00							
	2:00							
	3:00							
	4:00							

図６−２　記入見本

日付		4 / 1
曜日		月
行事予定		歯科受診
頭に浮かんだこと 気がかり・気づき等		歯医者で異常が見つかるのではないか？と考え、朝からそわそわ。 娘が来週帰省すると聞いてうれしかった。
気分点数	朝	−25
	昼	−30
	夜	+5
1日の活動（起床・食事・服薬・外出・入浴・就床・入眠・発作・儀式）	5:00	
	6:00	起床
	7:00	朝食
	8:00	↑
	9:00	パートの仕事
	10:00	
	11:00	
	12:00	
	13:00	↓
	14:00	昼食
	15:00	銀行で振込
	16:00	↕ 歯医者
	17:00	
	18:00	娘と電話
	19:00	
	20:00	夕食
	21:00	入浴
	22:00	
	23:00	
	0:00	就床・入眠
	1:00	
	2:00	
	3:00	
	4:00	

ます。

「朝よりも夜のほうが落ち込む」

「生理前に調子が悪くなる」

「一人でいるときに不安になりやすい」

こういった傾向は、特定の条件が揃えば同じようにくり返されます。

不安になる前にあらかじめ予測ができていれば、「いつもの悩みだな」と落ち着いて受け止められるようになります。

このセルフモニタリングだけで、うつなどの症状が改善することもあります。記録があれば治療者に自分の状況を正確に報告することができます。

面倒な作業ですが、**記録することは治療の基本中の基本**なのです。

原因探しをやめるのではなく後回しにする

不安にとらわれているときは、不安から逃れるために、不安の原因を探して突き止めようとします。原因を探せば探すほど、調べれば調べるほど、よけいに不安になるとわかっていても、やめられなくなってしまいます。

みなさんもお気づきでしょうが、死人も原因探しはしないので、「原因探しをやめる」は行動ではありません。原因探しをやめようとしてやめられたら苦労はしません。

そこで、**原因探しをしたくなったときは衝動的に今すぐにおこなうのではなく、30分だけ他のことをして原因探しに取りかかる時間を遅らせましょう。**これは原因探しだけでなく、すぐに他の人に相談したくなってしまう人や、すぐに病院に行きたくなってしまう人にも有効です。

悪習慣を断ち切ろうとするときは、「する」か「しない」かの二択になりがちですが、**「後でする」という選択肢《し》**もあります。衝動的に怒りをぶちまけてしまい後悔《こうかい》する人は、爆発を30分遅らせるだけで、「怒るほどのことではなかったかも」と冷静になれます。

30分経って気持ちが変わらなければ、そのまま原因探しをしましょう。

もし、30分の前後で自分の調べたい欲求に変化があれば、それもセルフモニタリングに記録をしておきましょう。自分の変化に気づける状態であれば、原因探し以外の行動に取りかかれるはずです。

30分間、他のことをしてやり過ごすことができたら、その時間を45分、１時間、２時間と延ばしていきましょう。

このときに「原因探しは絶対にしないようにしよう」とやめようとするとよけいにイライラしてきます。**「30分経ったら原因探しをしてもいいんだ」と思いながら、とりあえず他のことをしましょう。**

セルフモニタリングによって、どのような場面で自分が衝動的になるのかが予測できると、さらに落ち着いて時間稼ぎをすることができます。

不安をあおる行動を別の行動に置き換える

原因探しを先延ばしにしたところで、死ぬまで我慢し続けることはできません。やめたいのにやめられない習慣を変えるためには、何ができるのでしょうか。

病気のあらゆる治療法の共通項は、他の行動を増やしていることです。薬を飲む、リハビリをする、病院に行くといったこれまではなかった行動パターンを足すことによって、現状を変化させているのです。

一方で、引き算する治療は足し算する治療に比べて成功率が下がります。糖尿病の食事療法、アルコール依存症の断酒、禁煙、高血圧の食塩制限、どれも死ぬまで続けるのは至難の業《わざ》です。それまでよくしていた習慣をいきなり、無理やりやめようとするとリバウンドしてしまいます。

それでもなんらかの問題行動を減らしたいときは、問題となる行動を他の行動に置き換えるようにします。**問題行動を根性でやめてじっとしているのではなく、その時間に他の行動をして、手持ち無沙汰《ぶさた》な時間を減らす**ようにします。

問題行動に拮抗《きっこう》する行動を強化することで、好ましくない行動を減らし、好ましい行動を増やすこのアプローチを「**代替行動分化強化**《だいたいこうどうぶんかきょうか》」と呼びます。

この工夫は日常のあちこちでも見られます。禁煙では、タバコの本数を減らすためにニコチンガムを噛むという代替行動をとるようにします。もちろんガムを噛みながら、タバコを吸うことはできません。

両立できない行動（拮抗行動）をすることで、もとの問題行動をおこなう隙を埋めてしまおうという戦法です。不安の原因を探してスマホをいじっていた時間に料理をするようにしたら、スマホの操作と料理は同時にできないので、スマホタイムを減らせることになります。

精神科でおこなっている治療も代替行動分化強化です。自宅で一人、悶々《もんもん》と悩み続けるという習慣を、精神科の診察室で他人と会話するという新しい行動に置き換えているのです。

問題行動と拮抗する行動は、セルフモニタリングの中から探すこともできます。**問題行動をしていない時間にしている行動があなたにとっての拮抗行動**です。

不安が入り込む隙間をあらかじめ埋めておく

不安になってしまう時間に他のことをして気をまぎらわすほかに、**最初から楽しいことをして不安が入り込む隙間を埋めてしまうのも効果的**です。

「今までずっと不安のことばかり考えていたから、やりたいことをすぐに思いつかない」

このように思う人もいるかもしれませんが、大げさに考えることはありません。「コンビニのスイーツを食べる」というプチご褒美《ほうび》でも、気分転換するきっかけになります。そのように考えると、自分では気づいていないだけで、すでにやっていることはいろいろあるはずです。

たとえば、ご飯を食べるとか、友人に電話をかけるとか、買い物に出かけるとか、不安や悩み事とは無関係のことをしている時間は、少なからずあるはずです。そういう行動を増やしていくのです。

楽しいことがすぐに思いつかない場合は図7の「快行動スケジュール」を参考にしてみてください。

「音楽を聴く」「好きな人のことを考える」など多くの人が楽しいと思えるような行動から、「人の悪口を言う」「焚き火をする」「コスプレをする」といった変わり種の行動までが一覧になっています。

「やってみたい」と思えることをリストアップしてみると、好みの傾向が見えてくるでしょう。

図7　快行動スケジュール（短縮版）

以下の文章を読み、あなたにとって快適な、楽しみになる場合には○をつけてください

項　目	○
裸になる	
スポーツ観戦に行く	
実用書を読む	
レース（車、競馬、ボート）を観に行く	
本（小説、ノンフィクション、詩など）を読む	
酒を飲みに行く	
講演や演説を聞きに行く	
新鮮な空気を吸う	
作曲や編曲をする	
酒に酔う	
思っていることをはっきり言う	
小舟（モーターボート、ヨットなど）に乗る	

項　目	○
田舎へ出かける	
きちんとした服を着る、ドレスアップする	
宗教・慈善団体などに寄付する	
知らない同性の人と友達になる	
ロックのコンサートに行く	
スポーツをする	
旅行・休暇の計画を立てる	
自分の欲しいものを買う	
海岸へ行く	
絵画、彫刻、デッサン、動画制作などをする	
聖書や経典などの宗教関係の本を読む	
自分の家や部屋の模様替えをする	

項　目	○
木工、工作、日曜大工(DIY)をする	
創作活動(小説、詩、戯曲など)をする	
動物と遊ぶ	
気軽なおしゃべりをする	
合唱する	
パーティーに出席する	
外国語を話す	
スポーツカーや高級車に乗る	
楽器演奏をする	
軽食を作る	
楽な服装をする	
髪の手入れをする	
昼寝する	
友達と会う	

項　目	○
親を喜ばせる	
古い家具や道具の手入れ、修理をする	
テレビを見る	
キャンプをする	
政治活動をする	
機械(車やバイク、自転車、家電、ＰＣ)をいじる	
カード(トランプ、カルタなど)で遊ぶ	
大声で笑う	
クイズ、クロスワードパズルなどを解く	
人の悪口を言う	
ひげを剃る	
友達や職場の同僚と食事をする	
シャワーを浴びる	
長距離のドライブをする	

項目	○
ひなたぼっこをする	
人と集まって酒を飲む	
祭り、サーカス、動物園、遊園地などに行く	
賭け事をする	
一人で酒を飲む	
大自然の音に耳を傾ける	
デートしたり、愛の告白をしたりする	
車やバイクで競走する	
ラジオを聞く	
誰かにプレゼントする	
指圧、マッサージをしてもらう	
空、雲、台風を眺める	
戸外で遊ぶ(ピクニック、バーベキューなど)	
写真を撮る	

項目	○
冷凍・保存食を作る	
スピードを出して運転する	
入浴する	
鼻歌を歌う	
ビリヤード(玉突き)をする	
碁、将棋、チェスをする	
体重を測る	
化粧したり、髪を整えたりする	
病人の見舞いをする	
応援する	
野生の動物を観察する	
庭の手入れ、園芸をする	
新しい服を着てみる	
ダンスをする	

項　目	○
釣りをする	
サウナ、健康クラブ、スポーツジムに行く	
新しいことを覚える	
ファストフードの店で食べる	
人のいいところを褒める	
好きな人のことを考える	
親とともに過ごす	
馬に乗る	
小石や木の葉を蹴る	
映画を観に行く	
キスをする	
料理する	
家の雑用をする	
泣く	

項　目	○
地図を見る	
自然採集(植物、石、果実など)をする	
大きな買い物や投資(債券、株式)をする	
人助けをする	
山歩き(ハイキング)をする	
冗談を聞く	
自分の子どもや孫の面倒をみる	
知らない異性と友達になる	
ボランティア活動に参加する	
美しい風景を見る	
おいしいものを食べる	
健康管理をする(歯科、眼科、人間ドックなど)	
繁華街を歩く	
博物館や美術館に出かける	

項　目	○
セックスをする	
買い物をする	
焚き火をする	
人にほほえみかける	
散歩する	
植物の世話をする	
縫い物をする	
墓参りをする	
マンガを読む	
旅行する	
コンサート、オペラ、バレエ、芝居などを観に行く	
ペットと遊ぶ	
コスプレをする	

項　目	○
料理店、レストランで食事をする	
草花を観賞する	
コロンや香水をつける	
昔のことを思い出したり、話したりする	
友達を訪ねる	
瞑想、ヨガをおこなう	
のんびりする、リラックスする	
新聞、雑誌を読む	
歯を磨く	
はだしで歩く	
洗濯、掃除などをする	
音楽を聴く	
理容室、美容室に行く	
家に客を招く	

不安に拮抗させるためには、**自宅の外で誰かに会うような行動を選ぶと、さらに効果が高まります。**

誰かと一緒に外気に触れながらおこなうアクティビティは、予想外のハプニングが起こりやすくなります。毎月同じ金額をもらう給与よりも、いくらもらえるかわからないボーナスのほうが楽しみになるのと同じで、予想外のうれしい驚きがあると、次の期待値も高まります。

たとえ得られる楽しみや快感が少なかったとしても、何もしないよりはましです。

大人になると「遊びの時間」は後回しにしがちなので、こういった時間を意識して持つことで、不安にかき立てられない状態に自分を持っていくことができます。

これを継続すると、**不安になるトリガーに直面し、動揺したとしても、自分のしたいことを優先できる**ようになります。自分のしたいことができれば、人生に残された時間を有意義に使うことができるでしょう。

問題行動をなんとかしなければと思っているときに、別の行動をとってみるということは、不安で停滞していた人生を前に進めるための突破口になるはずです。

あえて嫌なことをする――エクスポージャー

どれだけ楽しい行動を増やしても、「電車に乗るとパニック発作が起こる」「病気になるのが心配で手洗いがやめられない」といった問題の根本的な解決にはなりません。

認知行動療法にはさまざまな技法がありますが、**パニック症と強迫症に対して最も有効なのが「エクスポージャー」**です。エクスポージャーは曝《さら》すという意味で、「曝露《ばくろ》療法」とも呼ばれます。ざっくりいえば、あえて嫌なことをして不快感に慣らしていく治療法です。

パニック症を例に説明しましょう。パニック症に対するエクスポージャーはその人が苦手としている内部感覚に慣れるようにするので「内部感覚エクスポージャー」と呼ばれます。

パニック症の人は、電車などで動悸《どうき》がすると、自分の体の反応がトリガーとなって、自分は死ぬかもしれないとパニックになります（パニック発作）。

発作と電車を避けるという回避行動をくり返すうちに、症状が悪化し、外出できなくなるなど生活に支障をきたすようになります。

いくら楽しい時間を過ごしていたとしても、電車に乗るときはパニック発作が起こるのではないかという恐怖が付きまとうので、エクスポージャーでは、パニック発作そのものに慣らしてしまいます。

パニック発作自体に慣れてしまえば、「また来たか」と受け流せるだけの耐性がつきます。言い換えれば、**エクスポージャーは不安や恐怖に耐えられる筋力をつける筋トレ**なのです。

そのためには、**あえて動悸や息苦しさなどを経験して、本当に死ぬかどうかを検証する**ようにします。筋力をつけるためには、意図的に自分が死にそうになっている場面をイメージして、負荷をかけるようにします。

パニック症の人は、**発作が起こると「死んでしまうのではないか」と思うほどの強い恐怖を感じますが、人はそんな恐怖感にも慣れることができます**。パニック症の場合は治療者と一緒におこなえば、数回のセッションで日常生活を送れるようになります。

勇気を出して恐れていたことを実際にやってみると、新しい世界が見えてくるはずです。

強迫症には「儀式妨害」を組み合わせる——ERP

強迫症に対しては、エクスポージャーに「儀《ぎ》式妨害《しきぼうがい》」を組み合わせたERP（Exposure and Response Prevention）という治療法が用いられます。儀式妨害とは、**気になることが**

あっても対処行動・回避行動となる強迫行為（儀式）をせずに過ごすことを意味します。

ERPのやり方を不潔恐怖・洗浄強迫の人を例に説明しましょう。

その人が回避している不潔なものにあえて触れ（エクスポージャー）、手を洗わずに過ごします（儀式妨害）。自分が病気になったり、汚染されたことをわざと考えるようにして、現実的にもイメージ的にも汚れた感覚を味わいます。

これをくり返すうちに、「汚い」「バイ菌に汚染されてしまった」という不快な感情にも慣れていきます。

また、その**汚れた手できれいにしておきたい物や人（聖域）を触り、自分の中の清潔と不潔の境界線を曖昧《あいまい》にします。**

強迫症はパニック症と違い、時間をおいて後から儀式をすることができます。たとえ治療者と一緒に汚いものを触ったとしても、帰宅後に手を洗っていたら意味がありません。

そのために汚れをあちこちに広げ、どこが汚れているのかをわからなくします。

強迫症の症状がなんであれ、やり方は同じです。**戸締りや火の元の確認をくり返す人にはガスの元栓を開けたままにしたり、扉が開いていると思いながら外出する**ようにしたりします。

「人を殺してしまったかもしれない」という強迫観念を持っている人には、さすがに人を殺してみるというわけにはいきません。その場合は人を殺してしまった状況を想像して、罪悪感や後悔感情に馴《な》らすようにしていきます。この方法は「イメージエクスポージャー」と呼ばれます。

かつては、強迫症は「治らない病気」とされていましたが、1980年代からERPを実践する医療機関が出てきたことで「治る病気」になりました。ERPをおこなえば、健常者と同じように生活することができます。

とはいっても、一人で嫌なことに取り組むのは勇気がいることです。この治療は本人に無理やりやらせても効果はありません。医療機関によっては、集団でERPをおこなっているところもあるため、まずは治療者に相談してみましょう。

あらかじめ不安を持っておく――心配エクスポージャー

前章で「不安がない状態を目指すと不安になる。なくせないものをなくそうとするとよけいに気になってしまう」というお話をしました。

ならば、逆転の発想で、あらかじめ不安を持っておけばいいのです。

最初から不安になっておくことが役立つのは、不安や心配事が次々に出てくる全般不安症

タイプの人です。心配事の一つ一つに対処しようとしたら、モグラ叩きのようにエンドレスにエクスポージャーする必要があります。このような場合は、「心配エクスポージャー」が有効です。

心配エクスポージャーの**基本的なやり方は、時間を決めて不安になること**です。

その一例を紹介しましょう。全般不安症傾向がある人は、基本的に未来のことを恐れます。起床すると、今日これから起こることを心配しはじめます。そこで、目が覚めてからベッドを出るまでの30分をあらかじめ不安になる時間にしてしまいます。

枕元に時計のアラームをセットして、この時間はありったけの不安や心配事を考えるようにします。30分経過したら、そこで強制的に中断し、朝食作りや洗顔といった次の行動に移るようにします。

朝からどん底の気分でスタートすれば、それ以上に落ちることはありません。夜寝る前に不安になっても、どうせ明日の朝に不安になることがわかっていれば、後回しにすることができます。**あらかじめ不安になってもよい時間を設け、不安を出し切っておくことで、不安を出す場面を選べる**ようになります。

不安をゼロにしようとするのではなく、あらかじめあるのが前提になっていれば、心のあり様も変わってきます。

どのような方法も「百聞は一見に如《し》かず」で、自分で試してみることが大切です。

人前で恥をかく練習

心配エクスポージャーは時間を決めて不安になる方法でしたが、人前で不安になる社交不安症・対人恐怖の人は、人前に出る前にエクスポージャーしておくことも効果的です。たとえば、社交不安症の人は、こんなふうに不安が深化していきます。

「人前で不安にならないようにするにはどうすればいいだろう」

←

「人前に出る機会をなるべく減らそう」

←

「いっそ人前に出る機会をなくせばいい」

←

「家でじっとしていよう」

頭の中であれこれシミュレーションしていくうちに、回避傾向がどんどん強くなっていくのです。

「不安さえなければ人生はうまくいく」と考えて不安をなくそうとすることで、逆に、人生をストップさせてしまうわけです。

そうやって、**頭の中でぐるぐる考え、何もことが起こらないうちから「そうなったら怖いから」と想像だけで人生を止めてしまうぐらいなら、先にそれを現実にしてしまいましょう。**

社交不安症の人は人見知りであることを知られたり、人前で恥をかいたりすることを恐れますが、**あらかじめ羞恥心《しゅうち》に慣れておくようにする**のです。

筆者はこれを恥さらし訓練と呼んでいます。

たとえばTシャツを前後反対にして着てみたり、外国人観光客向けのおかしな日本語が書かれたTシャツを着て街を歩いてみます。恥ずかしいことをしている自覚があるので、うつむきたくなりますが、あえて周囲に目を向けて、どれだけの人が自分を見ているのか確かめてみましょう。

慣れてきたら、コンビニで返品をしたり、レストランで店員を呼び止めて追加注文したり、街頭で道を尋ねたり、普段は避けていることに挑戦してみましょう。

その前後で自分の感覚がどのように変化したのかを、セルフモニタリングに記録してみましょう。

人前で堂々としているように見える人は、人よりもたくさんの失敗をして、恥をかいてきた人でもあるのです。

最悪のストーリーをつくる

苦手な場面に慣れるためには、とにかく場数《ばかず》をこなすことです。

でも、結婚式のスピーチや喪主《もしゅ》の挨拶《あいさつ》を苦手としていても、出番はそうそう回ってきません。不安になる場面を選べないのは、病気不安症も同じです。たまたま受けた健診で引っかかるだとか、発疹《ほっしん》や身体の違和感などは、つねに不意打ちでやってきます。

このようなときは最悪のストーリーをつくってみましょう。

最悪のストーリーをつくるときのコツは具体的でリアリティーを持たせることです。劇作家になったつもりで、実際にシナリオを書いてみましょう。

次の例は、病気不安症の人の最悪のストーリーです。

「その日は朝起きてから心臓がドキドキしていた。脈を測ってみたら脈が飛んでいるようだ。

本当は病院に行って検査を受けたかったが、出かける用事があったため、そのまま外出した。外出先でも息苦しさを感じたが人前ではなんでもないふりをした。帰宅後、夕食をつくろうとしたが、急に胸が締めつけられるように痛くなり、痛みが治まらない。しだいに立っていられなくなり、目の前が真っ白になる。意識が朦朧《もうろう》とする中で、後悔しはじめる。『あんな用事よりも病院に行くことを優先しておくべきだった』自分はなんて愚かなんだろう。助けを呼びたいのに家には自分一人。このまま一人で死んでいくことになるなんて」

最悪のストーリーが書けたら、これを声に出して読み上げます。そのときにスマホやボイスレコーダーで録音してください。それを再生して聞いてみましょう。

最初はぞっとするでしょうが、何度かくり返しているうちに慣れてきます。

この録音された最悪のストーリーを、病院に行きたくなったとき、誰かに大丈夫と言ってほしくなったときに聞いてみるようにします。

最悪のストーリーもエクスポージャーの一種です。その人が避けている感情をわざと想起させ、不快な情動に慣れるようにしていきます。

しかし、ここでおこなっていることのいちばん大きな目的は、**自分が何を最悪としている**

のかを知ることです。

先ほどのストーリー例として挙げた病気不安症の人の場合、**心臓の病気を怖がっているように見えますが、本当に恐れているのは一人ぼっちになること**です。病気の不安を訴えているうちに、家族にも疎《うと》まれ、結果的に孤独になってしまうくらいなら、たとえ病気があっても病室で誰かに看取《みと》ってもらえたほうがずっと幸せです。

最悪の結末が決まっていれば、そこから逆算して自分がどうしたいのか、どう生きたいのかが見えてきます。

それに、あらかじめ最悪を想定しておくと、案外「あれ、意外とうまくいった」という結果になることも多いものです。

湧き上がる不安をそのままにする

不安にとらわれている人は、

「こうならないようにしなくては」

「ああいうことが起こらないようにしよう」

と不安を取り除こうと必死になるあまり、身動きがとれなくなってしまいます。

その不安は、裏を返せば、

「本当はこうしたい」

「ああなりたい」

「こうすべき」

「こうなるべき」

という願望です。

不安の強い人は、その願望が強すぎるあまり、失敗を恐れて一歩を踏み出せなくなっている状態ともいえます。

ですが、不安は自然に出てくるもので、自分でコントロールすることはできません。**不安は湧《わ》き水のように次々に湧き上がりますが、同じ不安は一つとしてありません。**昨日の不安と今日の不安をじっくり観察してみると、少しだけ形や色合いは変わっているはずです。

人によっては、昨日は人間関係のことを心配していたけれど、今日は病気のことが心配、というように、不安の内容が入れ替わっているかもしれません。

私たちの細胞もつねに入れ替わり、変化すること自体はとても自然なことです。**細胞ですら毎日変化しているのに、毎日不安ゼロの自分で居続けようとすることは、時の流れを止め**

ようとするようなものです。

「災難に遭《あ》う時節には災難に遭うがよく候《そうろう》

死ぬ時節には死ぬがよく候

これはこれ災難をのがるる妙法《みょうほう》にて候」

これは私（原井）が好きな良寛《りょうかん》の言葉です。

「災難に遭うときは災難に遭いなさい。死ぬときは死になさい。これが災難を逃れる唯一の方法だ」と説《と》いています。

良寛はこの文章を手紙に書き、大地震で子どもを亡くした友人に送りました。子を亡くした親に向かって「災難に遭え」とは、なんとも非情に聞こえますが、**地震のように防ぎようもないことが起こるのも事実**です。この言葉からは、生き残った人たちに幸せになってほしいという温かい心遣いが感じられます。

まずやってみて、あとで考える

最初から災難から逃げられないのだとしたら、**行動の幅を広げてみましょう。**

たとえば、今までは旅行をするにもガイド本やネットで行き先の情報を調べて計画をいくつも立て、「最も効率よく楽しめるのはどれか」と吟味《ぎんみ》していたのなら、あれこれ悩まずざっくりした計画を一つか二つ立てるだけで出かけてみるのです。

期待していた観光ができなくてがっかりするかもしれないし、偶然《ぐうぜん》出会った現地の人から穴場の情報をもらって想定外の楽しい時間を過ごすかもしれません。

どちらになるかは、やってみなければわかりません。**まずやってみて、それからどうだったかを考えるのです。**

仮に失敗したと思っても、本当に後悔するのかを確かめてみましょう。「もう二度とごめんだ」と思う経験をしても、意外と次の日には忘れてしまっていたりします。

特に先の計画を念入りにする人は、良くも悪くも未来のことに関心を向けています。後悔しないようにと石橋を叩《たた》いて渡るわけですが、つねに前を向いているせいで意外と後悔はしていなかったりするものです。これは先のことばかり心配する人の強みでもあります。

旅行に行くとき、雨が降るかもしれないと折り畳み傘は用意していたのに、肝心のスマホを家に置いてきただとか、交通費を節約するために歩いていくつかのお店をはしごしたのに、いちばん必要なものを買い忘れただとか。細かいミスがあると次からは失敗をゼロにしようとしてしまいます。

そんなときも**「まあ、仕方がない。そういうこともあるよね」**と、過去の失敗と将来の不**安を抱えたまま、とにかく止まらずに動き続けるようにします。**

忘れ物を防ぐために外出を諦《あきら》めてしまう人よりも、忘れ物があっても外出した人のほうが得をしています。

多少の恥をかいたとしても**「なんとかなる経験」を積み重ねるうちに、土壇場《どたんば》での対処スキルも向上します。**すると、「このぐらいのミスならなんとかなる」という許容範囲がわかってきます。

眠れないときはその時間を活用する

本書を読まれている人のなかには、不安でなかなか眠れないという人も多いのではないでしょうか。

「眠ろう、眠ろう」として、かえって眠れないことに意識が集中して不安を覚え、「眠れなくて不安」という「不眠恐怖症」に陥り、ますます眠れなくなってしまうということはよくあります。

睡眠不足が続くと、やつれた自分の顔を見て、いっそう不安になってしまいます。

「眠れなくて不安」という状態を解消するには、眠るのを諦めることです。眠れないのであれば、「眠れない」という状況をあるがまま受け容《い》れて、それに身をまかせるのが近道です。

歴史上、眠れないことが原因で死んだ人はいません。どんなに眠れなかったとしてもいつかは眠れます。

そもそも、理想的な睡眠がとれている人は実在するのでしょうか？

毎日決まった時間に眠くなり、朝はスッキリと目が覚めて、疲労感が消えていて日中は高いパフォーマンスを発揮している人が本当に存在しているのでしょうか。年をとると睡眠時間は短く、浅くなるのも自然な現象です。

不眠を訴える人には、たいてい次のような問題が隠れています。

1　日中体を動かしていない。または昼寝をしている
2　次の日に寝不足で何か失敗するのではないかと恐れている
3　考える時間がたっぷりある

1と3は高齢者に多く、暇な時間を減らすことが先決です。このタイプの人は睡眠薬を使っても根本的な問題は解決しません。

2の人は眠れないことよりも、失敗するんじゃないかと過度に心配していることに問題があります。同様に、夜中のおしっこが心配という人は、膀胱《ぼうこう》のことを過剰に気にしている状態を改善する必要があります。

このような人は、**人前でうたた寝して恥をかいたり、おしっこを漏《も》らしても仕方ないと居直るくらいのほうがよく眠れます。**

「眠ろう、眠ろう」と考えているときはまだ頭が働いています。そして、そのような努力が目を覚ましてしまうのです。

このようなときは、頭に考えることを与えてあげましょう。**ラジオ放送を聴いたり、読書をするのがよいでしょう。**特に外国語のラジオ放送は念仏のようです。頑張って本物の英会話を聞き取ろうとすればするほど、眠くなるでしょう。

私は、たまにドラマや映画を見て夜更かししてみるのもよいことではないかと思っています。

もし、夜中に目が覚めたり、朝早くに目覚めてしまったとしても、どうせまたいつかは眠れます。「眠れない、どうしよう」と布団の中で悶々としているよりは、他のことをしてその時間を有効活用するのが得策です。

眠れないときは、いっそ眠ることは諦めて自分のしたいことをする。そうしているうちに、かえって眠くなるというのもよくあることです。

過去を振り返る時間をつくる

一般的には、高齢になると「昔のよかった話」ばかりするようになるといわれています。そのことが、第４章でお話をした「人は年を重ねることで、よりポジティブな感情が増え幸せに生きることができる」ということにつながっているのかもしれません。

しかし、高齢でも不安にとらわれている人は、なかなかそうはいきません。

年齢に関係なく不安になりやすい人は、先のことばかり憂《うれ》えているので、過去の楽しいことを思い返す機会が少なくなります。

家族から「あんなに楽しいことがあったと前に話してくれたでしょう」と言われても、今の本人にとっては将来の不安のほうが優先順位が高いため、なかなか昔のことに関心を向けることができません。

将来の不安が増えると「どうやって対処するか」ということばかり考え、まわりの人に相談するため、相対的に過去のことを回顧する時間が減り、語ることもなくなってしまうのです。

そうした傾向を踏まえると、あえて回顧をうながし、ポジティブな心境をつくりだすきっかけを増やす必要があります。

まず一つめは**写真の整理をする**ことです。写真の整理は面倒な作業ですが、不安が強いときにはもってこいです。写真を整理していると、いやがおうでもそのときのことを思い出します。家族や友人と一緒にアルバムを見ながら「あのときは楽しかったね」などと思い出話をするのもおすすめの方法です。

二つめは旅行を利用します。もし**旅行に行くことがあれば、お土産《みやげ》を買って帰り、それを近所の人や職場の人に配りながら、どんな旅だったかを相手に話す**のです。

旅行話は自慢《じまん》に聞こえるのではないかと、旅行したことを隠す人もいますが、旅行のことを人に話せば話した回数だけ追体験できます。「幸せのおすそ分け」といいますが、それをすることで自分の幸せな記憶がより鮮明になります。

三つめは**プレゼントする**ことです。通常、プレゼントするときは、何であれば喜んでもらえるのかを考えて選びます。そのときに贈る相手との思い出やお互いの関係性を振り返ることになります。その人の家に遊びに行ったときのこと、一緒に行った場所など、普段は忘れている思い出がよみがえるでしょう。

あるいは、**なんでもない日を祝う**こともできます。たままたま期間限定で出店していたお店のケーキを買って帰れば、家族でケーキを食べていたときの思い出がよみがえります。プレゼントをもらってうれしい人は、誰かがプレゼントを喜んでいる姿を見ても、うれしくなるのです。

第4章では、うれしいこと、楽しいことは忘れやすいというお話をしました。

ここでもう一度同じ質問をしてみます。過去1週間を振り返って、どんな小さなことでもいいからうれしい、楽しいと感じたことを思い出してみてください。

「あの日の夕飯はおいしかった」
「スーパーでお買い得商品を購入した」
「通勤電車で座れた」

「いい天気で気持ちがよかった」

など探せばなにかしらあるはずです。

いつもとパターンを変え、**先の不安より昔の楽しかったことに意識を向けることは、不安にとらわれている人にとって、頭を切り替えるためのよいエクササイズになるはずです。**

捨てるためには新しいものから手放す

前の項目でお話しした写真の整理のように、思い出のあるものにときどき触れて過去を思い出すこと自体は悪いことではありません。思い出の品を取っておくのは自然なことですが、置くスペースには限度があります。

ためこみ症や収集癖の人は、自分自身は困っていなくても、物をためこむことで同居する家族や近所の人を困らせてしまうことがあります。ゴミ屋敷になる前に、少しずつ捨てるクセをつけていきましょう。

片付けが苦手な人にはいくつかの共通項があります。

一つめは、古いものから片付けようとすることです。

たまった書類を捨てようとして、何十年も前のものから捨てようとすると、捨ててよいものなのか、保管しておくべきものなのか、判断に時間がかかってしまいます。

これを裏付ける行動経済学の研究結果が多数あります。

たとえば、被験者に「最近買った本と昔から持っている本と、どちらが自分にとって価値が高いか」という評価を求めた実験では、「長く手元にある本ほど価値が高い」と考える人が多いという結果が出ています。

これは、「所有効果（保有効果）」という心理現象です。

長く所有しているものは、それだけ思い出も詰まっているため徐々に愛着がわき、簡単には手放せなくなってしまうと考えられています。普通の人でも、このような心理現象が起こるのですから、ためこみ症の人はなおさら、長年持っているものが捨てられなくなります。

二つめは、まとめて片付けようとすることです。年末の大掃除のようにまとめて一年分を片付けようとすると、労力がいるので次の年末まで掃除をする気が失《う》せてしまいます。

これはダイエットも同じです。一気に減量したとしても、気が抜けたとたんに一気にリバウンドします。

三つめは、収納グッズを買ってしまうことです。片付けられない人ほど、洋服を片付けるために衣装ケースを増やしたり、小物を片付けるために100均のカゴやプラスチックケースを買ってきたりします。

器があるとそこに物を入れたくなってしまうのが人の本能です。そして、収納グッズを収集する人は必ずといっていいほど、それ以外のものもためこんでいます。そのような人は所有しているものを減らすのが先決です。

これらのためこみやすい習慣を変えていくようにしましょう。

そこで有効なのが、**「ラストイン・ファーストアウト」という考え方**です（図8参照）。日本語で**「後入れ・先出し」を意味する物事の処理方式で、要は後から来たものから先に片付けるということ**です。

たとえば、新聞をためこんでしまう人は、ためこんだ分はとりあえずそのままに、新しく届いた分から捨てるようにしていきます。

ためこみやすい人は捨てるかどうか判断することに強い負荷《ふか》を感じるので、短時間で判断できるようにすることを目指すのです。若い頃に聴いていたCDや、子どもが小さい頃に描

図8　ラストイン・ファーストアウト

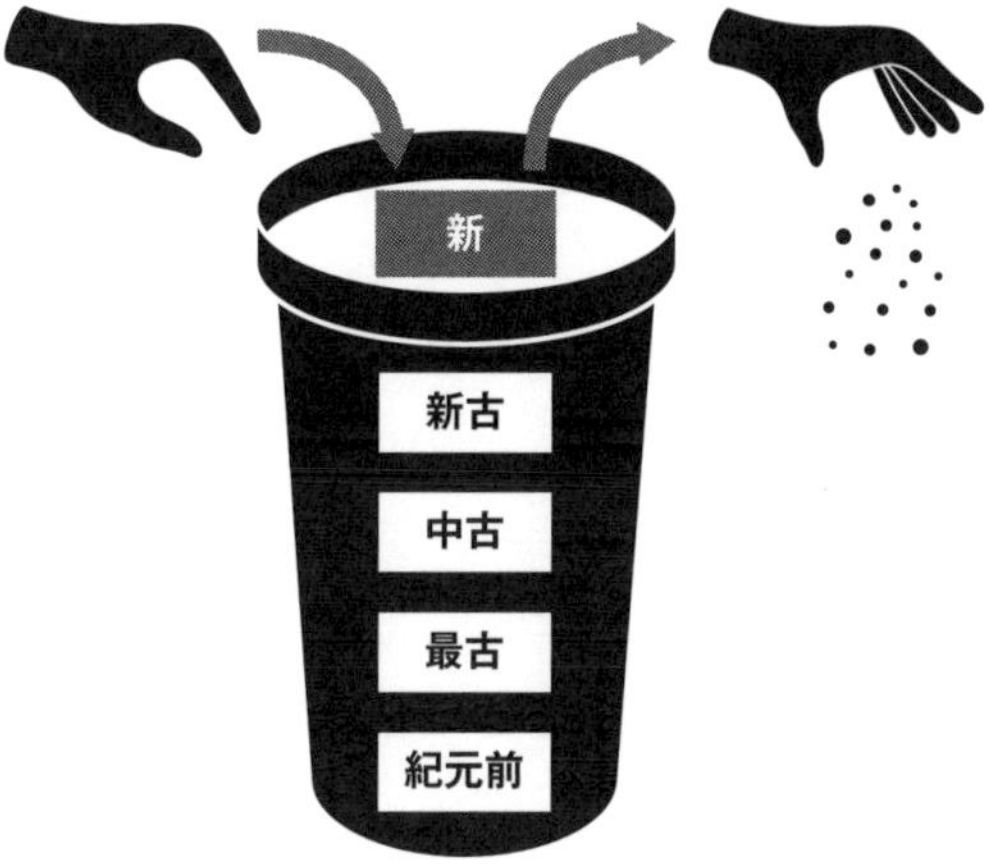

古いものは片付けにくい。新しいものから処分していくと心理的にやりやすい

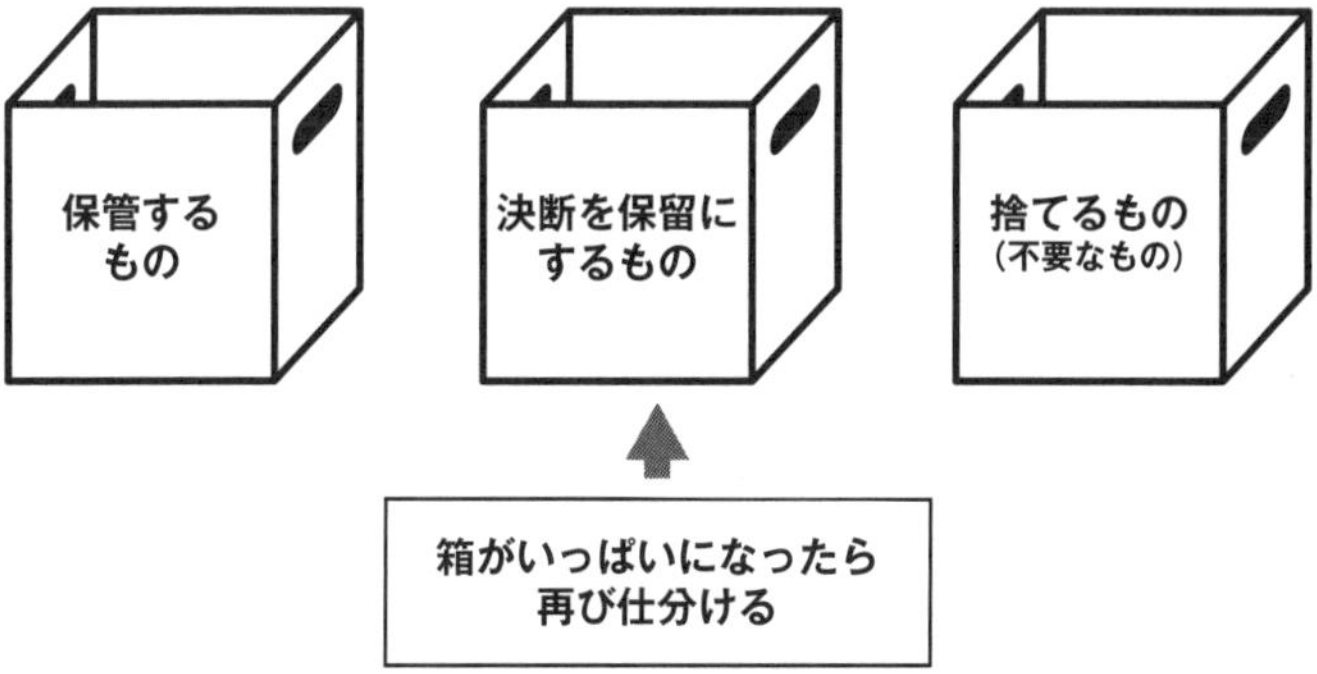

捨てるものは上記の3つに分類。迷ったら「決断を保留にするもの」に入れ、この箱がいっぱいになったらまた仕分ける。不要なものを捨てるのは毎日10分間、決まった時間におこない習慣化していく

いた絵のように長い付き合いのあるものは判断に時間がかかるので潔《いさぎよ》く後回しにしましょう。それよりも、最近届いたばかりのダイレクトメールやレシート、包装紙などから捨てるようにします。

捨てるときは、**「捨てるもの」「保管するもの」「決断を保留にするもの」の3つに分類**します。捨てるかどうか迷ったものは「決断を保留にするもの」として、段ボール箱などにまとめておきます。この段ボールがいっぱいになったら、今度はこの箱の中身を、また3つのどれかに分類するのです。

捨てるものはそのままゴミ袋に入れましょう。ゴミ袋に入れるときは、あとで後悔するかもしれないという考えがよぎりますが、レシートも裏返したまま、テンポよく捨てるようにします。

そして、**不要なものを10分間捨て続けたら、そこでいったん中断**します。最後までやり切ろうとすると、長続きしなくなってしまうためです。**これを毎日決まった時間におこない、習慣を形成していきます。**

「ラストイン・ファーストアウト」は仕事の効率化にも応用できます。時間がかかる仕事から取りかかるよりも、すぐに終わる仕事を先に終わらせるようにするのです。

たとえば、この本の執筆のように文章を練《ね》る仕事は、時間があればあるだけクオリティにこだわってしまいます。筆が止まってしまうくらいなら、銀行で税金の支払いをする、短いメールに返信をするといった、**頭を使わずにササッと終わらせられる仕事から片付けていくと、効率が格段に上がります。**

生活パターンを変えてみる

不安になりやすい人は、**物事を悪いほうへと考えるので、なにをするにも臆病《おくびょう》になり、つねに安全圏内で動こうとするため、生活がパターン化しやすくなります。**

「自分にはどうせできない」「自分はだめな人間だ」と自己否定することも多いので、何事に対しても意欲がわかず、外出や家事などがおっくうになって家でじっとして過ごすようになりがちです。

そうして、**頭はフル稼働しているのに活動量が減る一方になると、眠れなくなってよけいに悪いことを考えてしまうという悪循環**に陥ってしまいます。

また、運動不足から骨や筋肉などが弱って、家の中でもつまずきやすくなったり、階段を上がるのに手すりが必要になったりするなど、運動機能がいちじるしく低下してしまうこともあります。

とくに高齢の方は、フレイル（身体機能や精神機能の低下、社会とのつながりの低下によって、心身が弱った状態になること）に陥り、介護が必要になってしまうことがあります。そうなると、さらに不安のタネが増えることになります。


このように不安になりやすい人は、**不安の連鎖《れんさ》が強まるような暮らし方をしています。この状況を断ち切るには、生活のパターンを変えてみること**です。

たとえば、いつも同じスーパーで買い物をしているとしたら、他のお店も覗《のぞ》いてみましょう。初めて行くお店はどこに何が置いてあるのかがわからないので、うろうろしているうちにそれだけで頭と体を使います。いつものスーパーにはない、珍しいものが安く買えたら儲《もう》けものです。

年を重ねると、**洋服や髪形もパターン化しがち**です。無難《ぶなん》な色の洗いやすい素材ばかり着ていたり、髪形も美容師さんのお任せになっていたら、それも変えてみましょう。

ちょっとした冒険が、生活に彩《いろど》りを与えてくれます。

毎日頭ばかり使っていて体を使っていないのなら、体を使う暮らしに切り替えるのも良策です。

それまで体を動かさずにいたのなら、少し動いただけでもいい気晴らしになるはずです。たとえば、お天気のいい日に半時間ほど家の近所を散歩するというのが、手っ取り早いです。「外出はまだ不安」という人は、家の中でラジオ体操をしたりストレッチをしたりするだけで十分です。

それもハードルが高いというのであれば、家で掃除をすることから始めてみましょう。掃除機がけやお風呂の掃除はウォーキングより活動強度が高く、ダンスや早歩きのような「中程度の運動」に匹敵《ひってき》するとされています。

1日1回、何でもいいから体を動かすことを習慣にして、不安の原因となる考え事を中断するクセをつけましょう。

押してダメなら引いてみる。

頭で考えてもどうにもならない不安には、体からアプローチしてみるのも一つの戦略です。

長期的な目標を持つ

誰しも不安をなくせませんから、不安を抱えながら生きていくしかありません。不安に弱い人にとってはつらいことですが、**不安に負けないで生きていくには、「不安を抱えたままでも前に進みたい」と強く思えるような「目標」を持つこと**です。

どんな病気であっても目標を持っている人はそうでない人よりも、治すためのモチベーションが高く、症状の改善度も高まります。

たとえば、

「家族と海外旅行をする」

「ギターを習っている仲間と演奏会を開く」

「手料理をふるまう」

といった具体的な目標は「幸せになりたい」というぼんやりした目標と比べると、実現できそうに思えてきます。今の状態から抜け出し、これからよりよい人生を歩んでいくために、明確な目標を設定しておきましょう。

これらの目標は「死ぬまでにしておきたいこと」とも通じています。

まだ何をしたいのかわからないときは、死から逆算して考えてみましょう。

もし、あなたが死んでしまったとして、あなたのお葬式に来た人からどのように思われたいですか？

「あの人は面白い人だったな」

「裏表がなく、誰に対しても平等に接していた」

「料理が上手で、いつも誰かを喜ばせるために働いていた」

他人にどのように記憶されたいかを考えてみると、その人が大切にしている価値観が見えてきます。

「あの人はいつも神経質そうな顔をしながら不安だ、不安だと言って、騒がしかったわね」

「そうそう、いつも自分のことばっかりだった」

間違っても、こんな人間にはなりたくないはずです。棺桶《かんおけ》の中でこんな会話を聞いたら死んでも死にきれません。


ここでもう一つ質問です。あなたは次のうちAとBのどちらになりたいですか？

A　若い頃は思いやりにあふれていたけど、死ぬ間際は文句ばかりだった
B　若い頃は文句ばかりだったけど、死ぬ間際は思いやりにあふれていた

たいていの人はBと答えます。Bを選ぶ理由は、最後の印象が全体の印象を決定づけるか

らです。これをピークエンドの法則といいます。

人はいつか死にますが、その日はまだまだ先のことのように感じます。

未来は「今、このとき」の積み重ねです。不安を抱えながらも「今、このとき」を大切に生きること。その先に、「よりよい人生」が待っているのかもしれません。

「ようこそ、不安さん」と声かけしてみよう

不安を味方にする方法をいろいろ挙げてきました。医療機関などでおこなう薬物療法と認知行動療法。本を読みながら一人でも実践できる認知行動療法のさまざまな技法も紹介してきました。

自分の状態を「見える化」するセルフモニタリング、不安になること以外の行動を増やす代替行動分化強化、あえて嫌なことをして慣らしていくエクスポージャー、目標づくりや生活のパターンを変えてみるといったちょっとした工夫などを見てきました。

今回紹介した方法はすべて、**「普段とは違うことをする」**ということに集約されます。

じつは**本を読むということも読書療法という立派な認知行動療法**です。この本を読んでいるだけで認知行動療法をおこなっていることになるのです。

読書療法として、この本の内容を実践して効果を実感していただければ、とてもうれしいことですが、本を読んでいるだけでもいつもとは違うことをしていることになるので、治療としては成功です。

不安に苛《さいな》まれている最中は、自分が自分ではないように感じる「離人感《りじんかん》」があったり、時間が止まったように感じたりと、一種のゾーンに入っている状態です。まわりの人から見たら、別人になってしまったように感じられるでしょう。そんなときに、新しいことをしてみようと提案されても耳に入ってきません。

自分がそのような状態にいることに気づいたら、**まずは現実の世界に戻ってきましょう。**

「今、何が見える？」
「今、何が聞こえる？」
「今、何を感じる？」

この質問にくり返し答えることで「今、ここ」に戻ってきましょう。

そして、もし近くに誰かがいたら、その人を丁寧《ていねい》に観察してみましょう。

「その人の服の色は？」
「その人は何をしている？」
「その人は何を考えている？」

他人のことを考えると、一時的に関心が外の世界に向きます。

見えるもの、聞こえるもの、感じるもの、たくさんのことを同時に感じている状態を「マインドフルネス」と呼びます。その反対が「マインドレス」。マインドレスは、不安にとらわれている状態のように一つのことだけに集中していることを指します。

今は大きく感じられる不安や心配も、大きな世界の一部なのです。

本章の最後に第2章「ケース2」で紹介したBさんの治療感想文を引用します。

今までは、不安が来たら『早く不安な気持ちを追い出したい。どこかに行って！』と思っていましたが、『ようこそ不安さん、よく来たね』と声がけするようになりました。

そうして不安を受け容れられるようになったことで、それまでは、パニック状態にある自分を焦《あせ》らせるような行為をしていたことに気づきました。不安に対する声がけ、つまりとらえ方が変わったことで、落ち着いて自分自身を俯瞰《ふかん》し、観察できるようになってきたのだと思います。

かつては、ささいなことで不安や恐怖を感じてしまう自分を責めていたし、恥じてもいました。しかし、今ではそんな自分も『オール・オーケー』と受け容れることができています。

これからもきっと不安や恐怖などの感情を味わう機会はあるでしょう。生きていると不安や恐怖だけでなく、さまざまな感情を抱きます。不安やさまざまな感情を味わいつつ、それらが混ざり合った複雑な心を大事に抱えながらも、日々を生きていこうと思います。

第6章

不安になりやすい人との上手な付き合い方

不安を訴える人をどう支えていけばいいのか、困っている人はたくさんいると思います。その属性は多様で、親や子ども、配偶者、親族といった家族の場合もありますし、友人や知人、近所に住む人や職場の人などの場合もあります。

いずれにしても周囲の人の対応が、知らず知らずのうちに本人の症状悪化の要因になっていることも少なくありません。

この章では役割をわかりやすくするために、不安を訴える当事者を「本人」、当事者を支える人を「家族」と表記します。実際のケースをもとに家族にどのような対応ができるのかを見ていきましょう。

【ケース4】「もしかしたら病気かも」と何度も訴える70代の母親をもつMさん（40代女性・編集者）

離れて暮らす私の母が病気不安症になったきっかけは、コロナに感染した後、肺MAC《マック》症（MAC菌《きん》という結核によく似た菌の感染によって起こる肺の病気）になって血を吐《は》いたことだったように思います。

ちょうど母と電話をしているときのことでした。急にゴホゴホと咳《せ》き込みはじめたので「どうしたの？」と聞くと、「今、血を吐いた」というのです。喀血《かっけつ》なんてドラマの中の出来事のようで、私も驚いてしまいました。母と同居している兄にすぐに連絡を取りました。兄は仕事先から飛んで帰ると、そのまま母を病院に連れていきました。

あとでわかったことですが、喀血の場合、お茶碗１杯分も血を吐いたのなら大変ですが、兄によると母が吐いたのはおちょこ１杯にも満たないぐらいで、緊急性は低かったそうです。

しかし、当時は私にも兄にもその知識がなく、喀血した母のことをとても心配してすぐさま対応をしました。

それからです。母が「具合が悪くて死にそう。今すぐ帰ってきて」と仕事先まで電話をして兄を呼び戻すようになったのは。そして、兄が帰宅するや「ここが悪いから、あそこの病院へ連れていって」「今度はこうだから、こっちの病院」とそのまま病院への付き添いを求め、それに応じるために兄はそのつど会社を休むことになりました。

母にはもともと高血圧や膀胱炎《ぼうこうえん》がありますし、原因不明のめまいの症状もよく訴えます。そのため、兄も具合が悪いと母に言われると、心配ですぐ対応してしまうのです。

けれど、そうしてあちこちの病院へ行ってもお医者さんに言われるのは「まったく問題ないですよ」というひとこと。母は「そんなことはない、あの先生はわかってないのよ」と言って、また違う病院へ連れていけといいますが、結果は同じ。「もうどうすればいいのか」と兄も困り果てて私に相談をしてきて、二人で途方に暮れました。

そんなある日、いつものように母にせがまれて兄が循環器内科に連れていったところ、担当の先生から「心療内科に行ったほうがいいんじゃないですか。こういう方が増えているんですよ」とアドバイスされたそうです。母にそのことを伝えると「私がおかしいっていうの！」と取りつく島もなかったそうです。

しかし、母はそうして自分の求めるような診断を得られないことでよけいに「珍しい難病かもしれない」という不安がつのるのか、「あそこが悪い、ここが悪い」と病気不安は加速する一方になりました。たとえば、足の爪《つめ》を深爪すると「足が折れているんじゃないか」、背中が少し痛いと「骨の病気じゃないか」と針小棒大《しんしょうぼうだい》に言い続け、どう対応していいのかわかりません。

親の病気不安に巻き込まれて困った経験があるのは私（原井）も同じです。昔は風邪《かぜ》など気にせず、よく働いていた自分の親が弱気になっている姿を見ると、背中が小さくなったように感じられます。

まずは、ここで扱う**問題行動とはどのような行動を指すのか**を定義しておきましょう。
家族が困る問題行動には、

・家族に電話をかけて病院に付き添うよう求める
・あちこちの病院にかかる（ドクターショッピング）
・家族に隠れてお酒を飲む
・ギャンブルをする
・家族に無断で大きな買い物をする

などが想定されます。

これらはすべて、ある特定の行動の頻度《ひんど》が多すぎるせいで問題となっています。
この章では家族が困っている本人の行動をまとめて「問題行動」と呼びますが、厳密には**その行動自体が異常というより、その行動をとるタイミングや頻度が異常である**ことになります。

タイミングや頻度が問題となっている場合は、本人と家族の関係性を見直すと改善に向かうことがあります。

この章ではまず問題行動にどのような働きがあるのかを分析します。これまでは不安のメカニズムを取り上げてきましたが、今度は**お互いの関係性を分析**します。

次に、その分析結果を踏まえた対処法を紹介します。本書で紹介する家族の対応法は普遍的なものなので、どんな問題にも応用して使うことができます。高齢の親の病気不安やパートナーのお金の無駄遣い、小学生の子どものゲーム依存、飼い犬の無駄吠《ぼ》えまで、どのような問題行動も原理は同じです。

肝心《かんじん》なことは**本人を変えるのではなく、自分が変わること**です。

問題行動の前後に注目する——オペラント条件づけと三項随伴性

食事や外出といった数ある行動のうち、いつ、どの行動を選ぶのかという選好《せんこう》は、それをすることによって何が得られるかによって決まります。

納豆を食べて「おいしい」という良い結果が伴えば、「納豆を食べる」という行動は自然と増えますし、「くさい」あるいは「ベタベタ」という嫌な結果が伴えば、もう納豆は口にしないでしょう。

行動した後に伴う結果によって、自発的な行動が増えたり減ったりすることを「オペラント条件づけ」と呼びます。

オペラント条件づけでは、行動の頻度が増えることを「強化」、逆に頻度が減ることを「弱化」といいます。行動することで良いことが起こったり、悪いことがなくなったりするとその行動は強化され、行動することで悪いことが起こったり、良いことがなくなったりするとその行動は弱化されます。

強化と弱化もその背景には、**「○○のときに、○○したら、○○になった」という関係**が成り立っています。

「○○のときに」は行動が起こる直前の状況（先行条件）で、「○○したら」はそのときにおこなったこと（行動）、「○○になった」は行動の直後に起きた環境の変化（結果）です。先行条件と結果とは行動によって結びついており、この3つの関係性を**「三項《さんこう》随伴性《ずいはんせい》」**といいます。

本人の行動と家族のケースをもとに、三項随伴性を図9に図式化してみます。Mさんのように病気不安のある70代の母親とその娘に起こった出来事を「○○のときに、○○したら、○○になった」に当てはめます。

図9　三項随伴性（先行条件、行動、結果の関係）

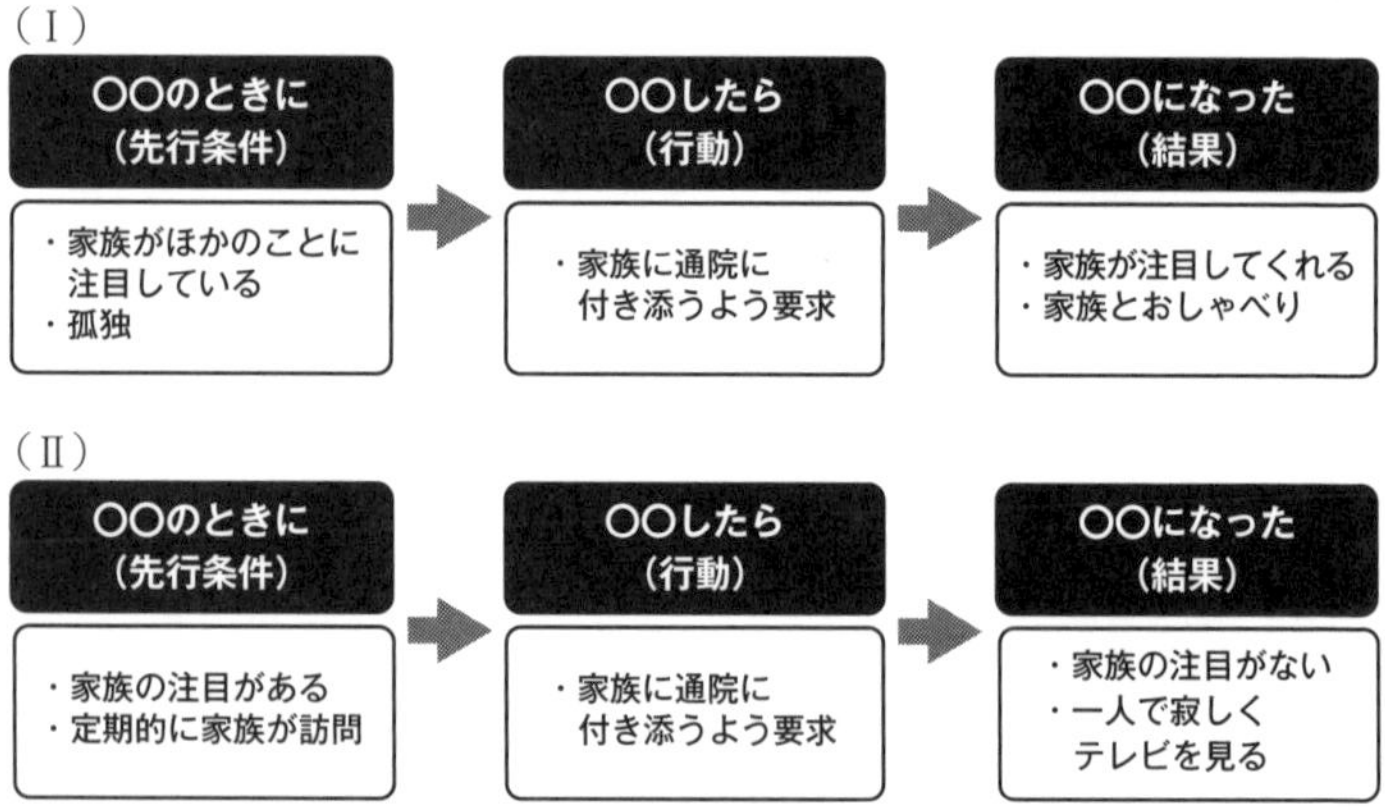

病院への付き添いを要求すると、（Ⅰ）では孤独だった親は家族の注目が得られ、（Ⅱ）では家族の注目が得られなくなり親は孤独になる。先行条件と結果が変わると、親の行動も変わってくる

まず図9上の（Ⅰ）のケースを見てください。病気不安のある高齢の母親は、子どもに病院の付き添いをするよう頻繁に要求していました。母親は家族からあまり注目されておらず、孤独な状況で、「具合が悪いから通院に付き添ってほしい」と子どもに要求（行動）したら、子どもが母親に注目し、子どもが自宅に来てくれました。

これを下の（Ⅱ）になるよう変えてみます。

こちらのケースでは、家族はもともと母親に関心を払っています。子どもが定期的に、たとえば毎週1回ずつ訪問している状況で、訪問日ではないときに母親が病院への付き添いを要求（行動）したら、子どもが注目してくれなくなり、もともと予定されていた訪問がキャンセルされてしまいました。

これを子どもの側から見てみると、（Ⅰ）のときは問題行動があったときだけ注目し、（Ⅱ）は問題行動がないときに注目しています。

その結果はどうなると思いますか？

（Ⅰ）の状況では、母親が家族に注目してもらうためにたくさん要求し、（Ⅱ）の状況では要求すると逆に孤独になってしまうため、要求が減ることになります。**先行条件と結果が変わると、本人の行動の選択も変わってくる**のです。

問題行動によって本人は何を得ているか

前の項目で説明したように行動と結果は随伴しており、先行条件と結果が変わると、行動の選択も変わってきます。

「あの人はどうしてそんな行動をとったんだろう？」と首を傾《かし》げてしまうときは、**その人がその行動をすることによってどのような結果を得ているのかを考える**ことが役立ちます。

行動に随伴する結果は次の4つに集約されます。

・ものを得る
・注目を得る
・嫌なことから逃げる
・感覚を得る

つまり、人の行動の機能には4つの分類があり、人だけでなく動物の行動も、4つのどれか、または複数が組み合わさって形成・維持されています（図10参照）。

行動の4つの機能を順番に見ていきます。

①ものを得る

「食べ物」「お金」など、物理的な「もの」を手に入れることを目的とした行動です。たとえば、車の追突事故に遭《あ》った人が自分の被害を強く訴えているうちに、慰《い》謝《しゃ》料やお詫《わ》びの品がもらえたとしたら、自分の被害を訴える行動が増えることが予想されます。

②注目を得る

家族や周囲の人など、他者からの注目を得ることを目的とした行動です。たとえば、病気不安症の人が、家族に「こんなに具合が悪いの」と訴えて「大丈夫？」とひどく心配され気

図10　行動には4つの機能がある

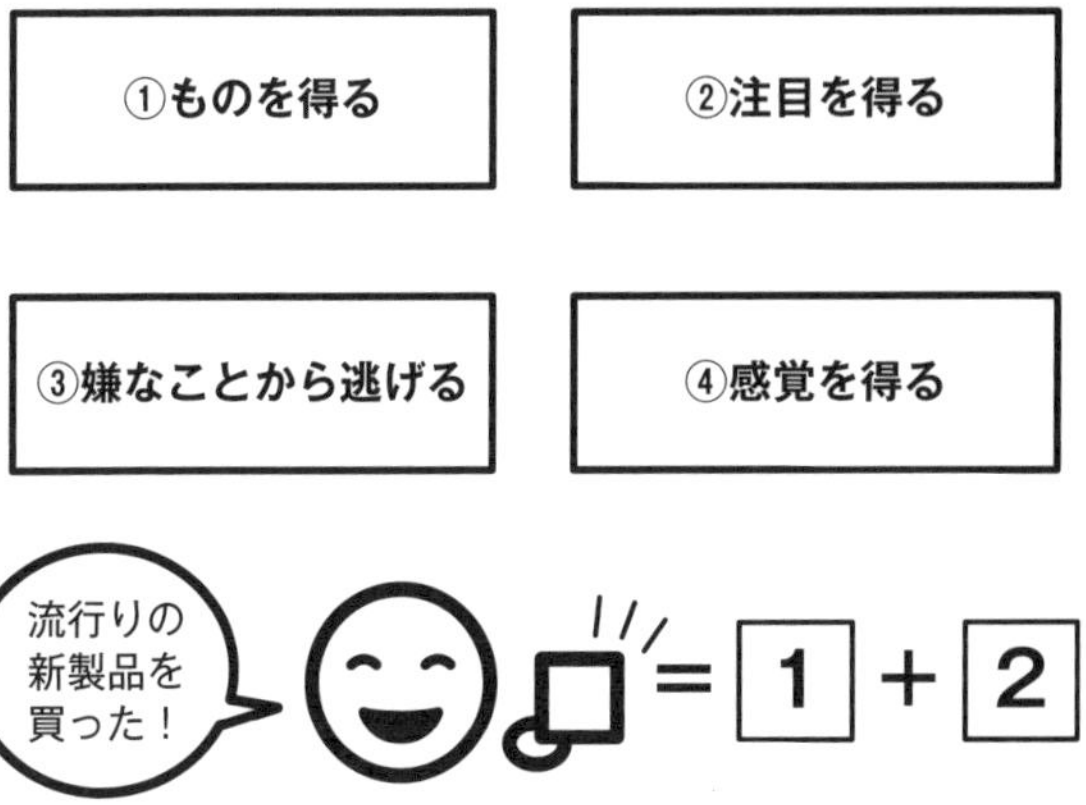

にかけられるようになると、「具合が悪い」アピールがくり返される可能性があります。

③嫌なことから逃げる

痛みやかゆみ、暑い寒いといった不快な状況から逃れることも、その行動を選ぶ一因となります。身体的な不快感のほか、仕事や学校といった義務や責任、将来のことを考える認知的な負荷などもこれに含まれます。何が嫌であるかは個人差があります。他人から注目されることから逃れようとすることもあります。

④感覚を得る

これは緩衝《かんしょう》材のプチプチを潰《つぶ》す行動をイメージするとわかりやすいでしょう。

一見すると生産性がない行動に見えますが、感覚刺激を得ることを目的とした行動です。たとえば、入浴してさっぱりするだとか、食事がおいしいというのもこのカテゴリーです。怒ってスッキリする、大泣きしてぐっすり眠る、爪を噛むと落ち着く、かさぶたを取りきった爽快感《そうかい》などが癖《くせ》になってしまい、やめたいのにやめられなくなってしまうことがあります。

まわりからするとデメリットしかないように見える行動であっても、本人にとってはなんらかのメリットがあるのかもしれません。その行動が持つ機能は4つのうちのどれに該当するのかを推測してみましょう。

もしその結果を与えているのが家族であったとしたら、家族が問題行動の直後にその結果を随伴させないようにすることが、問題行動を変える糸口になります。

本人を変えることはできなくても、家族が自分の行動を変えることはできるのです。

家族の過干渉が不安症状を悪化させることも

ここからは家族がやりがちな誤った対応の仕方を見ていきましょう。

その代表選手、**過干渉《かかんしょう》は特に親子間で起こりがち**です。

親にとっては、自分の子どもを看取《みと》ることほどつらいことはありません。親はいくつになっても自分の子どものことを心配します。

不安になりやすい傾向は親から子に遺伝します。

子どもが不安になるときは親も不安になりますし、その逆もしかりです。親が不安になっているときに子どもだけ平静でいろというのはさすがに無理があるでしょう。

ときには、親が子どものことを心配しすぎるあまり、危険やリスクをすべて排除し、それが自分の使命だと思っていることがあります。

本人は「子どものため」と思っていても、実際には、自分の価値観や願望を一方的に押しつけることになってしまいます。

これは夫婦間でも見られる光景です。サポートする側とされる側という役割が固定し、**いきすぎたサポートは自主性を奪《うば》い、自立の芽を摘《つ》みます。**

高齢の親を持つ人の場合は、親が一度転倒すると、「今度転んだら骨折してしまうかも」と考え、外を歩かせないようにして、結果的に親の身体能力を落としてしまいます。

このような**世話焼きがすぎると、相手を病人にしてしまうことも**あります。

配偶者を献身的に介護しているうちに「痛いところはない？」「今朝はお通じ大丈夫だっ

た？」と**病気のことばかり注目して、相手に病者役割（病人として通常の社会的責任を免除された立場）を与えてしまう**ことがあります。介護されている側は次第に介護してくれる人に依存するようになり、これまでできていたことですら自分でするのを諦《あきら》めてしまいます。

もちろん、夫婦や親子がお互いの役割に満足し、仲良く暮らしているのであれば、他人がとやかく口を挟《はさ》むことではありません。

しかし、二人で同時にあの世に行ければよいのですが、どちらかが取り残されてしまう日が必ず来るでしょう。取り残された人が自活できるようにしてあげることも優しさの一つです。

不安がる人の言葉を鵜呑みにしない

言葉で相手を変えることができたら、警察も刑務所も要《い》りません。「あとで絶対後悔するから、そういうことはやめて」と本人を説得しようとしても、無駄骨《むだぼね》に終わります。不安をコントロールできないのと同じように、**不安がる人をコントロールしようとすればするほど悪循環**になります。

たとえば、家族が問題行動を起こしていると、なぜそのような行動をとるのか、その意図を考えてしまいがちです。

・犬が吠えている→お腹が空いているから
・子どもがゲームばかりしている→学校で友達ができなかったから
・高齢の親が病気の心配をして電話をかけてくる→医者に何か言われたから

しかし、本人が不安になる原因探しをするのが逆効果であるのと同じで、**本人がその行動をとった理由を探したところで、本人の行動は変わりません。**

また、私たちが自発的にする行動には、そうすることで期待される結果が伴います。

・犬がおすわりをする→そのあとでエサがもらえる
・赤ちゃんが泣く→そのあとでオムツを替えてもらえる

これらはとてもシンプルですが、言葉を巧みに使った以下のケースはどうでしょうか。

・謝罪会見で「記憶にございません」と言う→その場を切り抜ける
・登校前にお腹が痛いと言う→家でプリンを食べながらゲームができる

このような意図にはうすうす気づけますね。

それでは次のような発言に対して、あなただったら何と答えますか？

A　恋人同士の喧嘩《けんか》のあと、彼女が彼に向かって「ほっといて！」と言った

B　試着した洋服を買うか迷っている人が友人に向かって「あなたはどう思う？」と言った

Aの状況で言葉を文字どおりに受け取って彼女を放置していたら、「なんでほっておくの！」と怒られるでしょう。Bの状況もAと似ています。買い物のアドバイスがほしいのだと思って、「その色はちょっと派手じゃない？」と正直に言うと相手は不満そうな顔をするはずです。

このように、言っていることとやっていることが違う人は案外多いものです。**その人の発言（行動）が必ずしも事実を示しているとは限らない**のです。

たとえば、先述のBの状況で「あなたはどう思う？」と言う人は、そもそも自分が相手に何を要求しているのかわかっていないことが考えられます。客観的な意見を求めているのか、それとも迷っている自分の背中を押してほしいのか、あるいは無駄な買い物を牽制《けんせい》してほしいのかもしれません。

言葉があると自分の要求を伝えることができる一方、騙《だま》されやすくもなってしまうのです。

相手の不安に巻き込まれない

「死にそうに具合が悪いから今すぐ病院に連れていって」

「不安だからずっと一緒にいて」

不安になりやすい人は、このように家族に訴えることがよくあります。

家族のほうも、不安の症状が少しでも楽になるなら、**本人が安心できるなら、となるべくその求めに応じようとします**。ところが、その結果、往々にして起こるのが、本人だけでなく**家族の生活にも支障をきたす**ことです。

たとえば、真夜中に起こされて不安話に延々と付き合わされる、仕事先に「具合がおかしいの、今すぐ帰ってきて」という電話があって急いで帰宅する、といった本人のためにしているはずの対応も、**じつは本人の不安に巻き込まれている部分があるでしょう。**

本人の要求に逐一《ちくいち》従っていると、本人の要求を増やすことにつながります。

そうして巻き込まれることで家族も疲れてくると、本人と家族との間に温度差が生じ、それがまた本人の不安や要求をエスカレートさせることになります。

大事なことは、本人であっても家族であっても、不安をそのままにしておくことです。

本人が「(不安だから)こうして」と何度も同じことを要求してくるようであっても、その要求には反応せず、自分の生活を優先して様子を見ましょう。

不安にとらわれて苦しんでいる相手を適当にあしらうというのは、冷たい対応のように感じるかもしれません。しかし、相手の不安に巻き込まれてしまうと、家族も本人と一緒に不安に振り回されることになってしまいます。

また、家族には家族としての不安もあります。

たとえば、高齢の母親を介護する娘の場合、娘自身にも「母親のようになるのではないか」などの不安があり、「自分は母親のようになりたくない」という気持ちから、「お母さん、そういうのはやめて」と他人事《ひとごと》ではなくなってしまうのです。結果的にそれが、親をよりいっそう追い込むことになります。

求められるまま無条件に手を差し伸べることだけが優しさではありません。**巻き込まれないよう距離をおいて見守ることが、共倒れを防ぐ方法でもある**のです。

理想の付き合い方を決める

前の項目で、「家族が巻き込まれてしまうと、不安の症状が悪化する」というお話をしました。これは、本人の症状や状態が家族の対応の仕方の影響を受けることを意味しています。ということは、**症状の改善につながるような対応の仕方もある**ということです。

ここからはどのような対応をしていけばよいのかを考えていきましょう。

不安になっている親や子ども、あるいはパートナーと向き合うとき、本人の気質や性格のせいにしてしまいがちです。「あの人は心配性だから」「寂しがりだから」と理由をつくりたくなります。

理由をつくることで一時的に納得できたとしても、性格は変わらないわけですから、関係性も変わらないことになってしまいます。

現状を変えていくためには、まず**自分が相手とどのような関わりを持ちたいのか「理想の付き合い方」を決めておきましょう。**自分自身がそれを目指して行動するほうが、相手を変えるよりも、はるかに簡単です。

ケース4のMさんの話をもとに、理想の付き合い方を定め、そこから家族にできることを考えてみましょう。

母がするのは病気の話か、そうでなければ他人のゴシップ、それも最後はたいてい愚《ぐ》痴《ち》か悪口で終わるというパターン。「テレビでこう言っていた」とか「あの人がどう」とか、つねに他人が主語の話ばかりです。

でも、私が聞きたいのは、「今日はこんなことをしたのよ」という母自身の話。要するに、主語を「私」で話してほしいのです。

昔の思い出話なら乗ってきてくれるかと思って、過去の楽しかった話をするよう仕向けてはみるのですが、思い出すことに疲れてしまうようで、しばらくするとまた病気の話か悪口に戻ってしまいます。

たしかに「他人の不幸は蜜《みつ》の味」といいますが、それだけになってほしくないんです。最近は「面倒くさい」といって料理もなかなかしなくなってしまいましたが、本当は「今日はこれをつくったよ」とか、娘としてはそういう話を聞きたい。

今の母にはそれが無理なら「今日は寒いからなにか温かいもの食べたいね」とか「お

天気がいいから庭の花に水やりしようかな」というのでもいいのです。
とにかく、ささいなことでも母の身に起こっていることを話題にしながら話をしたいのです。

Mさんの考える理想とは、今日お互いにどんなことがあってどんなことを感じたのか、たとえば食べたいものや窓から見える風景などどんな小さなことでもいいから、自分自身を主語にした会話ができる関係性でした。

このことがわかれば、お母さんがどのような話を始めても、そのたびに**「それでお母さんはどうしたの？」「どう思ったの？」と応じることで、お母さん自身が主語となる会話に切り替える**ことができます。

そうして、お母さんの意識が自分自身に向くようになれば、病気や他人のことを考える時間が相対的に減ることになるでしょう。

「対応するタイミング」のルールを決めておく

理想の付き合い方を設定するときは、「いつ、どこで、誰と、どのように関わるのか」といった具体的なスケジュールも決めておきましょう。

サンプルとしては、**「週1回、相手の自宅で会って、1回につき約1時間、お茶を飲みながら会話する関係性」といった具合**です。

本人から要求があったときにだけ対応すると巻き込まれてしまうため、「いつ求めに応じるのか」つまり**「どのタイミングで対応するか」を決めておく**ようにします。

離れて住む家族から頻繁に電話がかかってくるのを減らしたいのであれば、昼休みの時間や土日だけといったように、電話をとる時間を決め、それ以外は無視します。

もしそれが一緒に住んでいる家族であったとしたら、出勤前や食事のときだけは話を聞き、出勤時間になったり、食事を食べ終わったら、そそくさとその場を立ち去り、自分のしたいことを優先します。しだいに、本人もいつなら応じてもらえるのかを学習します。

対応する時間を限定している点では、診療所も同じです。**診療時間外は診療には応じていないから、患者さんは診療時間中に来てくれる**のです。

こういった**ルールを遂行《すいこう》するにあたっては、家族も自分をコントロールしなくてはいけない局面**が出てきます。たとえば、最初は必ずとっていた電話を突然無視するようになったら、「なんで電話をとってくれないの！」と本人からの要求が一気に増えることがあります。

一日に何回もかかってくる電話に耐えられなくなり、例外的に訪問してしまうと、本人は「たくさん電話すれば来てくれる」と学習し、電話する回数が増えてしまいます。

これは人間も動物も同じです。

たとえば、飼い犬が吠えはじめると、だんだん鳴き声が大きくなっていきます。焦《あせ》った飼い主は犬が最もやかましく吠えているときに我慢しきれなくなり、おやつを与えてしまいます。これではせっかく無駄吠えを我慢していたにもかかわらず、犬にやかましく吠えることを教育してしまいます。

一人で対応することが難しければ、同じような境遇《きょうぐう》にいる他の家族と協力しながらおこなうことも効果的です。お互いのやり方をチェックできるだけでなく、励ましあうことができます。

正論で説得しようとするのをやめる――間違い指摘反射

本人が強い不安を訴えると、家族はたいてい相手を安心させようとして「それは考えすぎでしょ」「自分で思うほどたいしたことじゃないよ」などと正論を言います。

しかし、これらはすべて**正論であったとしても、相手の発言の間違いを指摘しています。**

本人の不安の感情が現実と即していない、つまり間違っていることを伝えることで安心させようとしても、**不安にとらわれている本人は決して受け容《い》れようとはしません。**

間違いを指摘された人は、さらに持論を強く主張したり、言い訳したりします。

このほかにも会話を炎上《えんじょう》させる地雷《じらい》があります。

「このままじゃ人生があっという間に終わっちゃうよ」（脅《おど》し）

「この間のテレビではこっちのサプリメントのほうが効くって言ってた」（情報提供）

「そんなに悲しいことは言わないで。あなたは生きているだけで十分だから……」（泣き落とし）

「ちゃんと毎日薬を飲もうよ。私はそのほうがいいと思うけど」（説得）

これらはすべて**「あなたが間違っているから、私の言うとおりにしなさい」という要求で、反射的に口をついて出てきます。これを「間違い指摘反射」といい、本人の変わりたい気持ちを障害するものです。**

いくら間違っていたとしても、本人がそれに気づくまでは、説得しても無意味です。**まずはこれらの間違い指摘反射をやめるようにしましょう。**

次はケース４のＭさんが述べたＭさんと母親のやりとりです。

母に付き添って病院を受診し、医師から母が疑っているような病ではないと告げられたので、母に「先生は違うって言っているよ」と言うと、「私がわざとやっているっていうの？　そんなんじゃないわよ！　本当に苦しいのよ！」とますますヒートアップして盛んに訴えてきます。

こちらも疲れて「ああ、はいはい」と生返事《なま》をすると、「あなたたちにはわからないのよ、この苦しみが」と返され「ああ、わかりませんよ」と、もう口喧嘩のようになってしまいます。

どんなに家族が「不安をなくしてあげたい」「楽にしてあげたい」と思っても、本人を変えることはできません。

家族にできることは、本人が自分の行動を変えるまで待つことです。

本人が変わろうとする日は、明日になるかもしれませんし、10年後かもしれません。その日が来るためには、喧嘩や炎上を防ぐことが大切です。

共感的な「聞き返し」をする――動機づけ面接のテクニック

不安を抱える家族と一緒に生活していたら、目の前にいる相手をずっと無視し続けるわけにもいきません。本人と会話するときは、間違い指摘以外にどのような返事をしたらよいのでしょうか。

間違い指摘反射の代わりになるのが「聞き返し」です。

聞き返しとは、相手の言葉の裏にある気持ちや意図を汲《く》み取って言葉にしてあげることです。

たとえば、高齢の母親が子どもに向かって、

「あなたに迷惑をかけたくないけど、心配でたまらなくて……」

と言ったとします。その言葉にはどのような気持ちが隠れているでしょうか。

まずはその言葉をオウム返ししてみましょう。

「お母さんは私に迷惑をかけたくないけど、心配でたまらないんだね……」

これだけでも、ずいぶん共感的に聞こえます。

次は、本人の言葉にあらわれていない気持ちを推測して、聞き返してみましょう。

「お母さんは自分が娘の足を引っ張っていることに気づいていて、本当はもっと娘の話を聞いてあげたいと思っているんだね」

ここまで来るとノーとは言えなくなります。

相手が話す言葉や態度、行動の裏側にある**気持ちを想像して、それを相手を主語とした言葉として伝えます。**相手はそれを聞くことで、自分の本当の気持ちに気づくことができます。

相手の心の底にある変わりたい気持ちを汲みあげて、自分で変われるよう働きかけていくカウンセリングの技法を**「動機づけ面接」**といいます。

本人の「心配でたまらない」という発言はわきに置いておくようにして、本人が変わりたいと思っている気持ちを共感的に聞き返します。

動機づけ面接における共感は、同情とは異なります。「気の毒に……」と憐《あわ》れむのではなく、**相手の感じていることを相手の身になって考え、具体的な言葉にしていく**のです。

ここで聞き返しの練習をしてみましょう。

「お腹空いたんだけど、ご飯まだ？」↓「お腹が空いたんだね」

「こんなに苦しいなら早く死にたい」↓「死にたくなるくらいつらい」

「私は今すぐに大学病院に行かないと」↓「誰かにこのつらさをわかってもらいたいんだね」

このように本人の気持ちを推測して聞き返します。

では、次は練習問題です。

「あなたたちにはわからないのよ、この苦しみが」↓「　　　　　　　　」

「具合が悪くて死にそう。今すぐ帰ってきて」↓「　　　　　　　　」

聞きたい話に注目し、ネガティブな話はスルーしてよい

同じ話ばかりがくり返されるときの対応のコツは、感謝の言葉など少しでも**プラスの部分があれば、そこを選択的に注目して聞き、ネガティブな話には反応せずにスルー**してしまうことです。

どのような部分に注目するかは、家族として聞きたい話か否《いな》かで判断できます。

「あなたは私を置いて出かけるわけ？　私は今日も腰が痛いんだけど」と声をかけられたら、「腰が痛い」という部分は聞き流して、「私が出かける支度《したく》をしているのに気づいてくれたん

だね。これから買い物に行くんだけど、一緒に行く？」と**聞きたい話だけにフォーカス**します。

家族が本人に向かって「こちらを気遣ってくれてありがとう」と感謝すると「どうせ口だけ。本当は私がいると迷惑と思っているのでしょ」などの自虐的な自己ツッコミ発言が返ってくることがあります。

「そんなこと言わなきゃいいのに」と思うようなネガティブな発言は、いちいち真《ま》に受けないで右から左に流すようにします。その分、聞きたいと思う話は「もっと話して」と身を乗り出すようにして聞きましょう。

さらに、**本人のできたことを是認《ぜにん》しましょう。**

たとえば「今日は買い物に行ったら、レジの人が感じが悪くて」と言いはじめたら、後半のネガティブな言葉には触れず、「今日は買い物に行ったんだ、調子が悪くてもちゃんと外出したんだね」というように相手が変化した部分、あるいは変化しようとした部分だけをピックアップして褒《ほ》めます。

何もかも「すごい、すごい」と言っているとわざとらしく聞こえるので、本人が努力したこと、変わろうとした事実だけを言葉にするようにしましょう。

どんな人でも心の中には「自分を変えたい・変わりたい」という気持ちがあり、ふとした発言にそれがにじみ出てくることがあります。相手のネガティブな話を無視してもよいと思うだけでも、家族の負担は軽くなります。

本人と家族の思い出話をする

第5章で、本人がおこなうエクササイズとして「昔の楽しかったことを考える」を紹介しました。**昔のことに意識を向けることで、一時的な気ぞらし（不安から注意をそらすこと）ができます。**

家族は、本人が昔の思い出話をはじめたら、「そうだったんだ」「それはよかったね」などと合《あい》の手を入れながら聞いてあげてください。

高齢になると同じ話を、しかも自慢話をくり返すようになったりするので、うんざりすることもあります。それでもネガティブな話を聞かされるよりはましです。「その話はもう5回も聞いたよ」などと間違い指摘をせずに、「へえー」と楽しそうに聞いているふりをしましょう。

もし本人からはいっこうにそういう話が出てこず、不安話ばかりをしているようなら、家族のほうから話のフォーカスを変えてみましょう。

たとえば、相手が病気への不安の話ばかりをするのであれば、「今は病気のことが心配なんだね。じゃあ、若い頃はどうだったの？　その頃はどんな生活を送っていたの？」などと問いかけて、家族が過去に関心を向けるようにしましょう。

このときの質問の仕方には注意が必要です。「若い頃はこんな弱音《よわね》吐かなかったよね？」とか、「もっとちゃんと料理もしていたんでしょ」という説教口調では、空気が重くなってしまいます。

「この1週間どうしてたの？　何かいいことあった？　楽しかったことを教えて」

というように、**好奇心を持って、相手が話したくなるような聞き方をするのがポイント**です。

本人が家族との会話を望んでいるのであれば、その質問に答えようとして、「あれ？　この1週間で何かいいことあったかな。忘れていたけどこんなこともあったっけ」と、本人の脳のいつもとは違う部分を使うことになります。

そのようなやりとりが日常会話になれば、本人の行動や考え方にもよい変化があらわれるでしょう。

仕事を依頼して感謝する

「本人の行動の機能によっては、家族がコントロールできることもある」という話をしました。家族が介入《かいにゅう》することができるのは、本人の行動に家族が関与している場合です。

ということは、本人だけで完結する場合、つまり**家族とは無関係に生じる問題行動には、介入することが難しくなります。**

たとえば自分の決まったやり方へのこだわりがあり、ものの置き場所を決めているとか、タオルが少しでも汚れたらもう一度洗濯する、収集癖がありコレクションに自分の財産をつぎ込むといった行動は一人でおこなえます。他人のやり方に口出しをすると確実に「放っておいて！」と言われるでしょう。

しかし、誰かと一緒に生活している限り、本人の思いどおりにならない場面に必ず出くわします。家族が本人のルールに反したことをすると、まるで地雷が爆発したような喧嘩に発展します。

自己完結している問題行動が多い人に共通しているのは、マイルールに合わせてきっちりやりたいということです。自分が納得するまでやりきること自体は役立つスキルです。数字を確認する会計の仕事や事故ゼロを目指すインフラを支える仕事に就いていれば、そのスキルは長所として働きます。

ただし、やることがなくなってしまうと、暇な時間が増え、どうでもいいことを徹底的にやろうとしてエネルギーが暴発してしまいます。

状況が変わっても特定の行動パターンが保持されることを「行動慣性」と呼びます。慣性の法則は人間の行動にも通じているのです。**行動慣性がいったん成立してしまうと、まわりの人から何を言われようともお構いなしで、惰性《だせい》のように決まったとおりに動き続けます。**

自己完結型の問題行動を止めるためには本人の変化を待つしかありませんが、なかなか本人が問題意識を持つことはありません。

この場合は、問題行動をなくそうとするよりも、そのエネルギーを適切な対象に向けるようにします。

自己完結する行動が多い人は、他人が見ていなくても決められたとおりに働ける人が多いので、この際、仕事を依頼しましょう。

たとえば道路の落ち葉を徹底的にはくのであれば、そこまで大きな害はなく、むしろ他の人から喜ばれます。ゴミ捨てや洗車、草取り、皿洗いといった**仕事をお願いして、感謝する**

ようにしましょう。

何かをすることによって感謝されたいと願うことは普遍的なことです。

医療技術の進歩により、仕事を退職してから死ぬまでの時間が長くなりました。この手持ち無沙汰《ぶさた》な時間に何ができるのか、家族としても他の人の生き方が参考になるはずです。

共依存関係に陥らないためのコツ

筆者のこれまでの臨床経験では、**夫婦のどちらかが不安になりやすい傾向を持っていると、もう一人は鈍感であることが多い**です。自分とは異なる傾向を持つ人に魅力を感じ、パートナー（配偶者）に選ぶのは生物学的にも筋が通っています。

本人から不安を訴えられてわずらわしいと感じる家族がいる一方で、本人の世話をするのが自分の生きがいのようになっている家族もいます。詳しい統計データはありませんが、前者は親子間に多く、後者は配偶者間に生じることが多いように感じます。

パートナーが本人の世話を積極的にしている場合、自ら本人の不安に巻き込まれにいき、相手から頼られることに自分の存在意義を見出す「共依存」の関係に陥《おちい》っています。

たとえば、妻が夫に「これで大丈夫？」と確認を求め、夫はそのつど「大丈夫だよ」と応《こた》えるという巻き込みから共依存状態になっていることがあります。傍目《はため》からはオシドリ夫婦に見えますが、不安がお互いをつなぎとめています。

治療により妻の不安がなくなると、夫の役割が失われ、夫婦の会話がなくなり、離婚にいたることがあります。

相手に頼り・頼られることで保たれていた関係性を変えるためには、**パートナーと二人三脚で関係性をアップデートしていく**必要があります。

まずは**相談する相手や場所をアウトソーシング**していきましょう。共依存していると、関係性が密になりすぎて他人が入る隙間《すきま》がなくなってしまいます。相談する、愚痴《ぐち》る、泣きつく、怒る、八つ当たりする、これらの相手役を一人で担っていたのだとしたら、相手役を複数の人が担えるよう、役割を切り分けるのです。相談は行政の相談窓口、愚痴はご近所さん、八つ当たりは実母、泣きつくのはカウンセラーというように、分散させます。

建築物にたとえると、一本の太い柱だけで支えていると、それが折れてしまえば崩れてしまいます。細い柱がたくさんあれば、どれかが折れても残りの柱が支えてくれます。

本人が「あれが心配、これが心配」とパニックになっているときは、**すぐに対応するのはこらえて、他の人に相談できる「間」をつくる**ようにしましょう。

「その話は○○さんが詳しそう」

「次の診察で相談する内容が決まったね」

ここでやろうとしていることは、**本人独自の人間関係をつくるお膳立て**です。

人間関係が狭《せま》くなると視野も狭くなり、会話もパターン化しがちです。お互いに異なる体験をすることで、「今日はこんなことがあったよ」「○○さんはあんなことを言っていた」と彩りのある会話をすることができます。

これは、親子間でも同じです。子どもが何もかも親に相談してくれたら、親としては安心できますが、心の底では子どもに独自の人間関係をつくってほしいと願うはずです。

友達や仕事の同僚、上司、恋人、配偶者、これらすべての役割を親が演じ続けることはできません。

パニックになっている人への対処法

本人がパニックになっているときの対処には瞬発力が求められます。相手の気迫に負けて、つい要求に応じてしまうからです。

本人がパニックになっているときは「今すぐ○○してほしい」という要求をします。「今すぐ病院に連れていってくれ」「今すぐ救急車を呼んでくれ」といった要求に対して、**今すぐ対応する必要がないと判断したら、わざと少し時間をおいてクールダウンしましょう。**

とはいえ、「落ち着こう」と言われても落ち着けないのがパニックです。パニック状態の本人から要求があったら、**まず聞き返しをしましょう。**

本人を主語にして「（あなたは）今こう感じていて、こういう状態なのね。それは大変だね」と本人の話を共感的に聞き返します。しばらく聞き返していると、本人は自分の困り具合が伝わっていると感じたら少し落ち着いてきます。

本人が話を聞ける状態になったら、**提案をしてみましょう。**

こちらから提案するときの**コツは、相手の許可をとることと、選択肢を提示すること**です。

勤務中に高齢の母親から「不安だ」という電話がかかってきたとしたら、

「ちょっと私から提案してもいいかな？（相手が許可をしてから）あと2時間待ってもらえたらゆっくり電話ができるし、仕事が終わったら様子を見に行くこともできるよ。どうする？」

というように、相手に2〜3つの選択肢を提示して、選んでもらうようにします。

「できない」という言葉は使わずに、「あれとこれはできる」と、今自分にできることを提示し、決定権はつねに相手にあることを示します。これは営業マンが使う手法です。

この手法のミソは、選択肢はどちらも対応するまでの時間を空ける内容であることです。本人がどちらを選んだとしても、結果的に数時間の間《ま》を置くことができるようになります。

パニック状態はどんなに頑張っても永遠に続けられるものではありません。時間を置くと、必ず相手の興奮状態はクールダウンします。

落ち着いてきたタイミングを見計らって「今はどんな感じ？」と尋ねてみましょう。たとえば「まだ不安だし今もドキドキしてるけど、さっきに比べたらちょっとマシになったかもしれない。トイレには行けたけど、やっぱりまだ不安」という答えが返ってきたら、「ちょっと前と比べたら動けるようになって、トイレにも行けたんだね」と、よくなったところだけを聞き返します。

家族が即応しないようにすると、本人が自分で対処する機会が生まれるのです。

まず、自分が幸せになる

近年、家族の介護をすることで身体的・精神的・経済的負担を抱え、疲弊《ひへい》する「介護疲れ」が問題になっています。それと同じように、不安になりやすい親や子、配偶者を持つ家族が負担を感じることは多いものです。

一般論では病気を理解し、本人に寄り添うとすることが推奨されていますが、何をもって相手を理解したことになるのか、決められた基準は存在しません。どこまで尽くせばよいのかわからないまま、自己犠牲《ぎせい》を払っていると、家族が先に燃え尽きてしまうこともあります。

それを防ぐためにも、**「自分は自分」と相手と自分とを切り分けて考え、距離を置くことも大切**です。

不安一色に染まっている人は感謝を伝えるのが下手《へた》です。本人から労《ねぎら》われることがないなら、**自分で自分を労い、ご褒美《ほうび》をあげましょう。**

そして、**本人から物理的にも精神的にも離れる時間を意図的につくって、自分のために使いましょう。**

たとえば、映画が好きなら映画館で映画を観たり、音楽が好きならコンサートに行ったり、体を動かすのが好きならジムで汗を流したりと、趣味やしたいことに没頭《ぼっとう》する時間は気分転換になります。

あるいは、マッサージやエステで、自分が何かをしてもらう側になってみるのもよいでしょう。役割を交代すると新しい視点が得られます。

しかし、いざ自分の好きなことをしてみようと思い立っても、自分が何をしたいのかわからず、戸惑《とまど》ってしまうものです。**誰かを世話することに慣れてしまうと、自分を基準とした選択を後回しにしがち**です。

他人の世話をしている間は、良くも悪くも自分のことを無視しています。家族がふとわれに返ると、本人以上に相談相手や交友関係が希薄になり、幸福とはほど遠い生活になっていることがあります。

大切な人を幸せにするためには、自分自身が幸せになることが大切です。幸せな体験をした人が実在することは、暗闇にいる人に希望の光を与えます。

著者略歴

原井宏明（はらい・ひろあき）

1984年岐阜大学医学部卒業。原井クリニック院長。精神科専門医・指導医、精神保健指定医。日本認知・行動療法学会認定専門行動療法士。株式会社原井コンサルティング&トレーニング代表取締役。日本動機づけ面接学会名誉理事。著書には『「不安症」に気づいて治すノート』（すばる舎）、『図解いちばんわかりやすい強迫性障害』（河出書房新社）、共著には『図解やさしくわかる強迫症』（ナツメ社）、『図解いちばんわかりやすい醜形恐怖症』（河出書房新社）、『強迫症／強迫性障害（OCD）』（講談社健康ライブラリーイラスト版）、訳書には『死すべき定め』（みすず書房）などがある。

https://www.harai.co.jp

松浦文香（まつうら・あやか）

精神保健福祉士。10歳頃から強迫症のために精神科を受診し、不登校も経験しながら大学を卒業する。2016年に原井の3日間集団集中治療を受け、強迫症からの回復を遂げる。2019年から原井クリニックに勤務。自助グループ「京橋強迫の会」世話人として、当事者・家族のために強迫症に対する啓発活動をおこなっている。所属学会は日本認知・行動療法学会、日本動機づけ面接学会など。原井宏明との共著には『図解いちばんわかりやすい醜形恐怖症』（河出書房新社）、『強迫症／強迫性障害（OCD）』（講談社健康ライブラリーイラスト版）がある。

「不《ふ》安《あん》症《しょう》」でもだいじょうぶ

——不《ふ》安《あん》にならない、なくすという目《も》標《くひょう》は間《ま》違《ちが》いです

二〇二四年一月一三日　第一刷発行
二〇二四年一二月一〇日　第六刷発行

著者　原井宏明《はらいひろあき》　松浦文香《まつうらあやか》

発行者　古屋信吾

発行所　株式会社さくら舎　http://www.sakurasha.com
東京都千代田区富士見一-二-一一　〒一〇二-〇〇七一
電話　営業　〇三-五二一一-六五三三　ＦＡＸ　〇三-五二一一-六四八一
編集　〇三-五二一一-六四八〇　振替　〇〇一九〇-八-四〇二〇六〇

装丁　石間　淳

装画　タニグチコウイチ

本文図版　渡辺信吾（株式会社ウエイド）

本文ＤＴＰ　土屋裕子　望月彩加（株式会社ウエイド）

印刷・製本　中央精版印刷株式会社

ISBN978-4-86581-410-1